# Bereik je ideale gewicht!

Een effectief programma om verantwoord af te vallen.

gewichtsconsulente Sonja Bakker

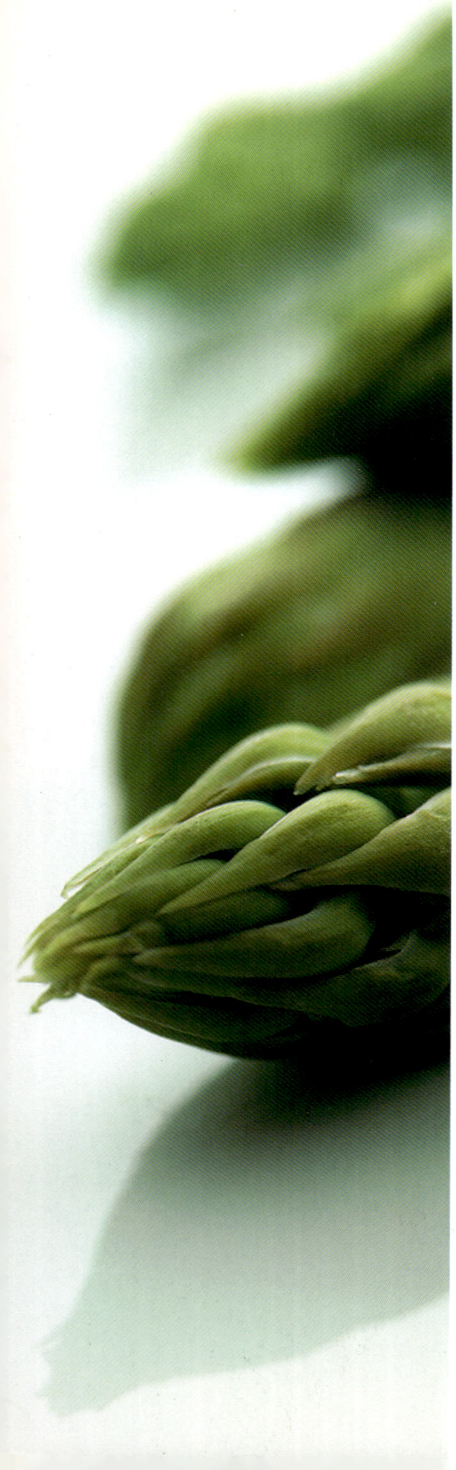

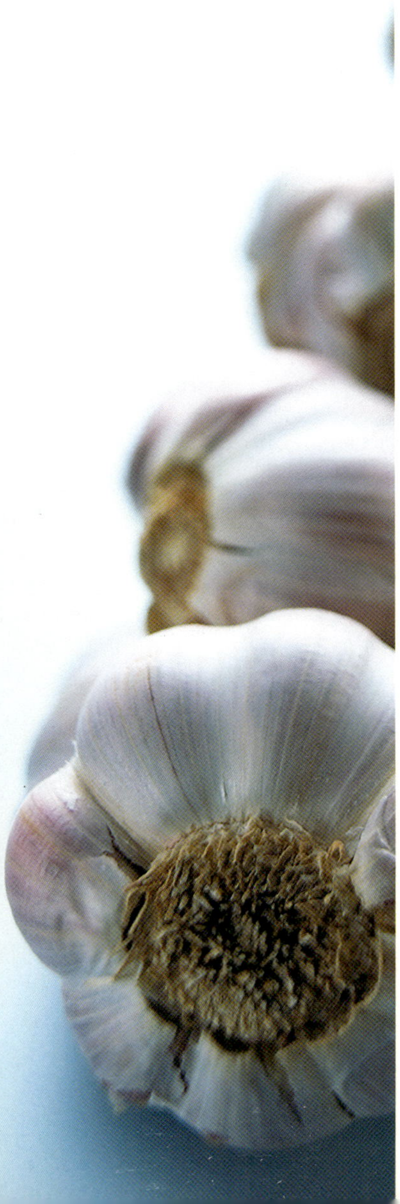

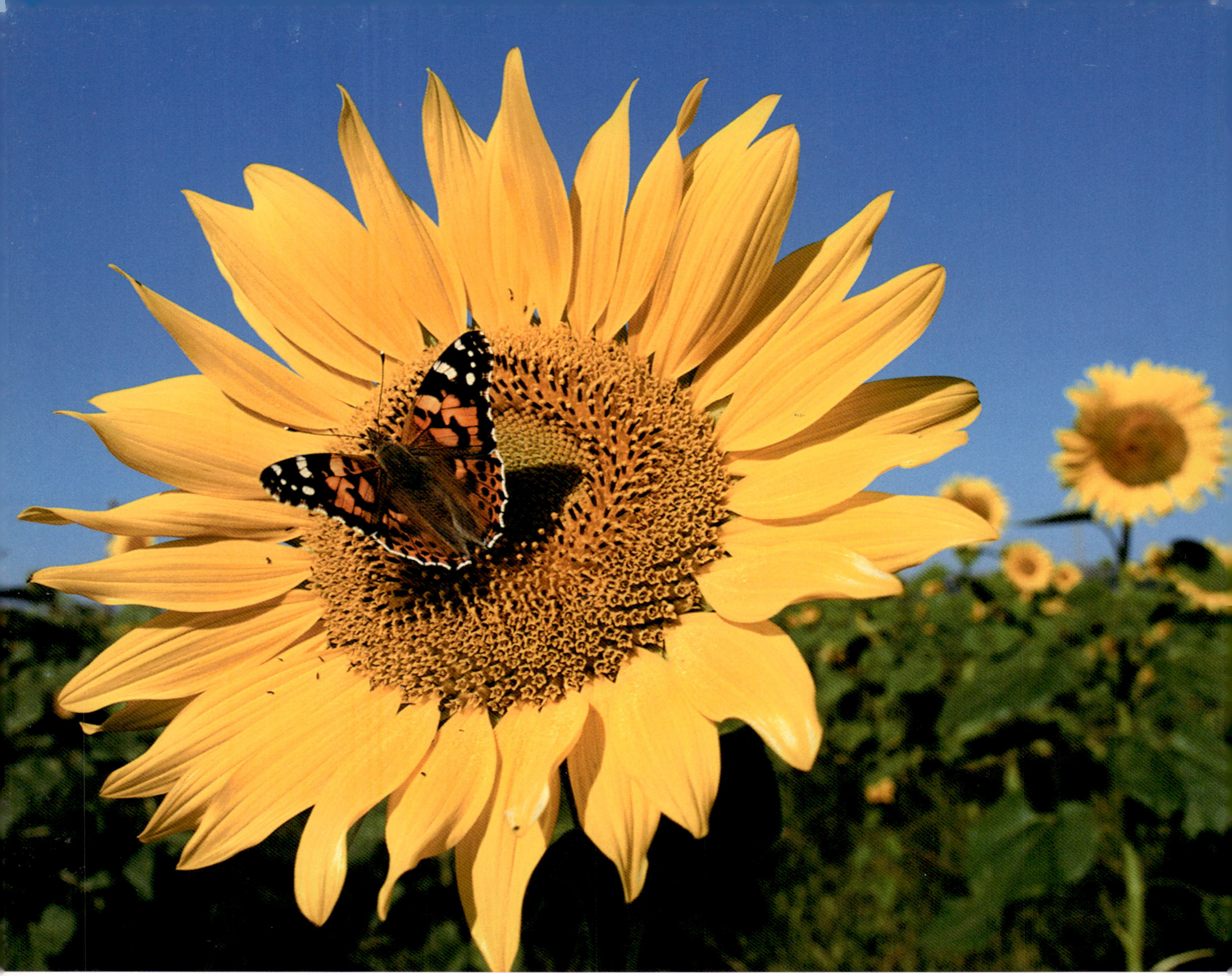

# Voorwoord

*Dit boek heet: 'Bereik je ideale gewicht!' Een effectief programma om verantwoord af te vallen. Voor veel mensen blijft afvallen bij dagdromen. Met dit boek kun je van je droom werkelijkheid maken en daadwerkelijk succesvol afvallen. Het dieet is gebaseerd op de basisprincipes van gezond eten en het is eenvoudig te volgen voor zowel mannen als vrouwen. Een dieet kan nog zo mooi klinken, met de moeilijkste theorieën en deftigste recepten, maar dat houdt niemand vol. Deze methode is - in tegenstelling tot veel andere diëten - gebruiksvriendelijk, je bent niet de hele dag calorieën of punten aan het tellen.*

*Vanaf mijn vijftiende jaar ben ik altijd met lijnen bezig geweest. De meeste diëten had ik voor mijn negentiende jaar gevolgd. Helaas bleven de kilo's er nooit lang af. Op mijn twintigste ben ik de opleiding gewichtsconsulente gaan volgen. Ik kreeg meer inzicht in voeding en daardoor kon ik mijn eigen dieetmethode ontwikkelen. Ik heb veel opgestoken van collega's en me verdiept in de factoren die werken, maar ook de factoren die niet werken bij overgewicht. Door de jaren heen heb ik veel mensen begeleid met overgewicht van vijf tot vijfenzestig kilo.*

*Ik kan je verzekeren dat deze dieetmethode verbazend goed werkt. Wat volkomen nieuw en anders is in dit programma, is dat je alles mag eten, alleen in bepaalde hoeveelheden. Het is vernieuwend en het werkt motiverend. Deze methode geeft blijvende resultaten.*

*Kom, waag de sprong en ga ervoor!*

***Gewichtsconsulente Sonja Bakker***

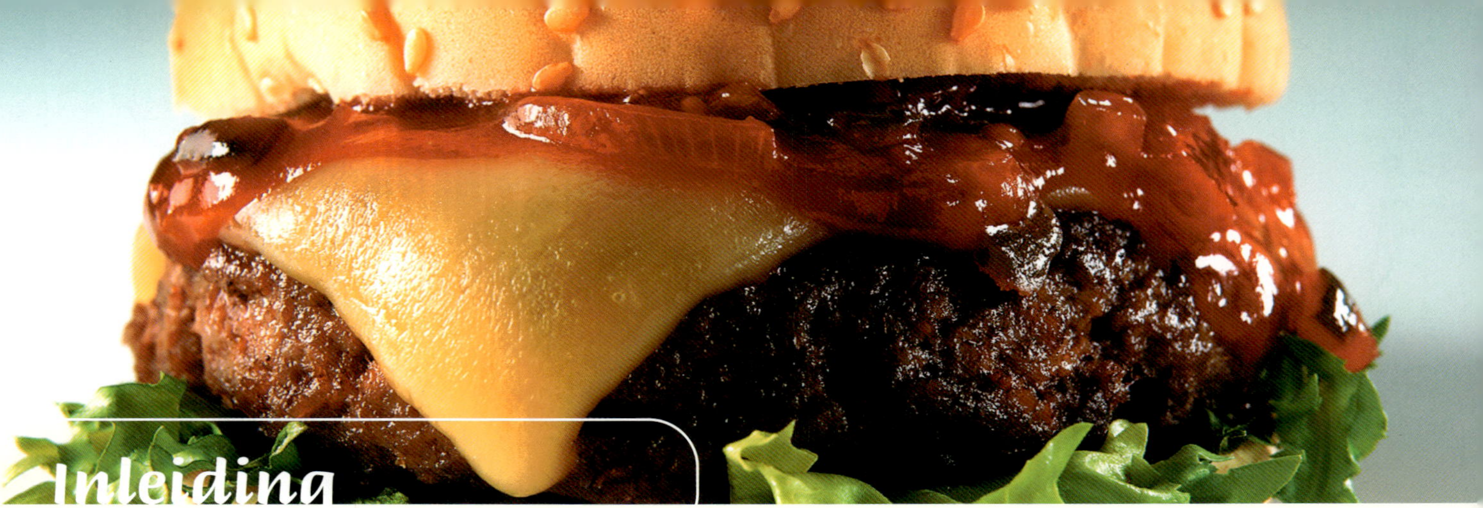

# Inleiding

**VETZUCHT NEEMT MET HET JAAR TOE**

Overgewicht komt veel voor in welvarende landen. Hoe kan het dat het aantal mensen met overgewicht met veertig procent is gestegen de afgelopen drie jaar? Mensen zijn passiever geworden en bewegen minder. Door de drukte en stress gunnen mensen zich te weinig tijd om te sporten. Door de vele snacks die er tegenwoordig te koop zijn, wordt het ons ook niet makkelijker gemaakt. Denk ook aan de grote opmars van televisie, auto en computer. De manier van leven en tijdsbesteding is enorm veranderd. Mensen bewegen veel minder, pakken uit tijdgebrek sneller de auto dan de fiets. Minstens zo belangrijk is de verandering in de gewoonten wat voeding betreft. Mensen zijn heel anders gaan eten. Er is minder tijd om eten te kopen en te koken, dus wordt er meer fastfood gegeten. Mensen snacken meer en gebruiken veel frisdrank. En niet te vergeten: er wordt minder groente en fruit gegeten. Men is zich wel bewust van de risico's van overmatig vetgebruik, het aanbod van light-producten is dan ook flink gestegen. De laatste tijd wordt er regelmatig met een beschuldigende vinger gewezen naar de fastfoodketens. Maar, dat is wel erg makkelijk. Met een paar boterhammen met volvette kaas en roomboter zit je al gauw aan het vetpercentage van een maaltijd bij McDonalds. En wat te denken van ouders die hun kinderen frisdrank en koekjes meegeven naar school? Dat heeft niets met fastfood te maken, maar is minstens zo ongezond. Het kan allemaal best een keer, maar natuurlijk niet vier keer per week. Alles met mate, en daar gaat het nu net om.

Als je merkt dat je overgewicht hebt, doe er dan wat aan, ook al is het nog beperkt! Zie dit boek als een leidraad die ervoor zorgt dat jij je weer lekker gaat voelen. Het helpt je in tien weken op weg naar een gezonder en slanker bestaan. Elke week begint met een verhaal uit de praktijk, daarna volgt een weekmenu en het recept van de week. Met het weekmenu kun je ruim een pond per week afvallen. Ook worden er in elk hoofdstuk interessante vragen en thema's over gezonde voeding behandeld.

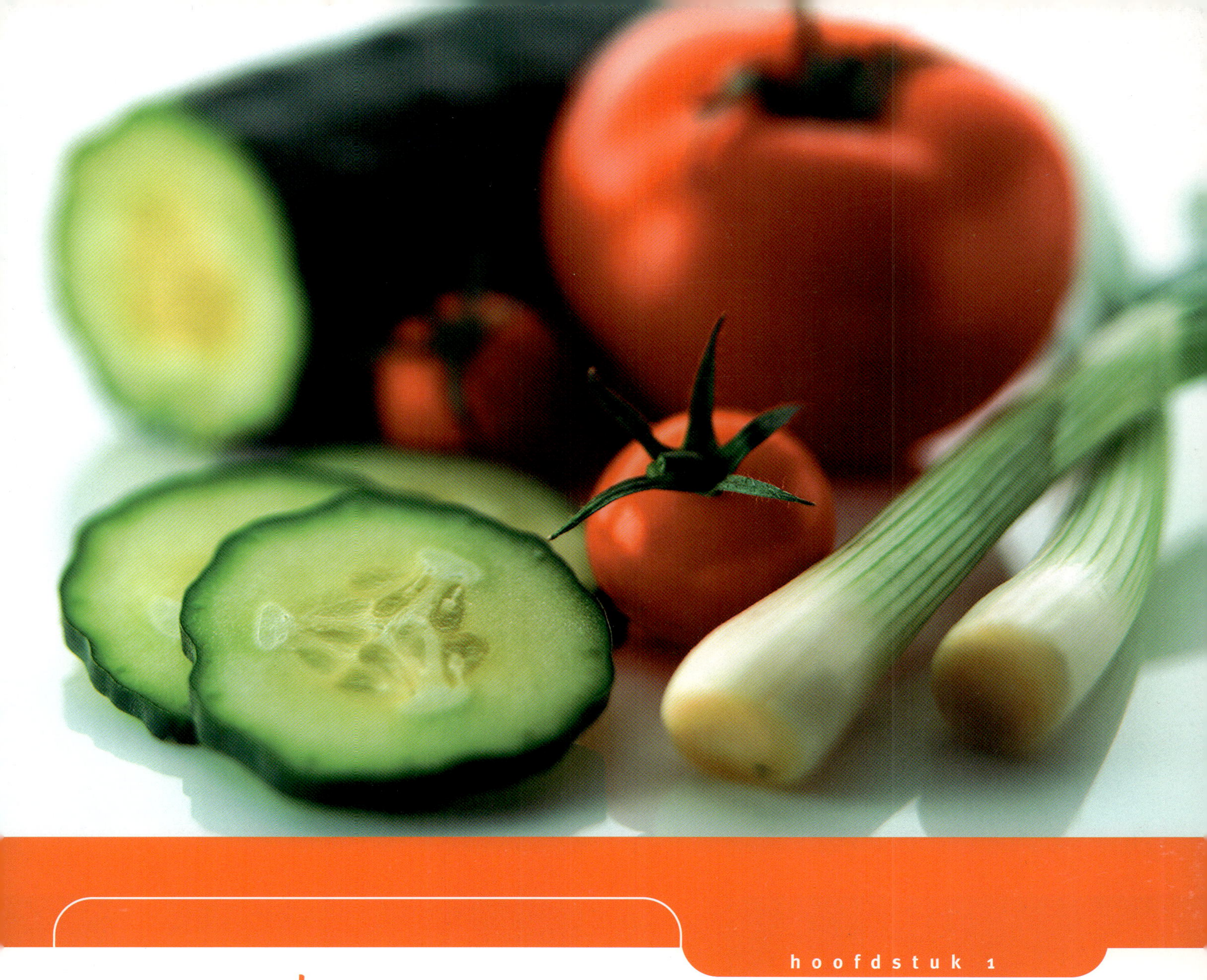

hoofdstuk 1

# weekmenu's

## HET SAMENSTELLEN VAN DE WEEKMENU'S

Voeding is een essentiële voorwaarde om slank te worden en te blijven. Een goed basismenu is daarom belangrijk. Omdat variatie zo belangrijk is, bevat dit boek negen verschillende weekmenu's. Deze weekmenu's zijn helemaal uitgeschreven; dat maakt het volgen van dit dieet makkelijk en effectief. Om een indruk te geven van de eisen waaraan de weekmenu's moeten voldoen, staat hieronder een overzicht.

A. Het dieet moet alle voedingsstoffen bevatten om gezond te blijven. Dat wil zeggen: voldoende melkproducten, fruit, vlees (of vervanging), groenten, brood en crackers en een beetje olie of vet. Op deze manier krijg je voldoende eiwitten, koolhydraten, vetten, vitamines en mineralen binnen.
B. Het dieet moet veel variatie bieden. Je kunt met dit dieetprogramma in principe alles eten, alleen is de hoeveelheid bij sommige gerechten en voedingsmiddelen beperkt.
C. Het dieet moet een basis vormen voor nieuwe voedingsgewoonten waarmee je een leven lang slank kunt blijven.

## BASISREGELS VOOR HET VOLGEN VAN DE WEEKMENU'S

In hoofdstuk 2 komt het eerste weekmenu aan bod. Daarbij is een aantal regels zeer belangrijk om een goed resultaat te kunnen boeken. Om een goed resultaat te boeken, moeten de volgende regels worden nageleefd.

- Bak altijd (dus ook vlees en vis) in olijfolie, dit is plantaardig en is goed tegen een te hoog cholesterol. Ook is het verstandig om een anti-aanbakpan te gebruiken.
- Drink altijd twee liter water per dag naast je andere warme of koude dranken. Thee mag onbeperkt gedronken worden en probeer koffie te beperken tot drie kopjes per dag. Beperk het gebruik van zoetjes tot maximaal vier per dag.
- Lightdranken zijn toegestaan, maar nooit meer dan vier glazen per dag.
- Weeg het avondeten altijd goed af. Meer groente opscheppen mag altijd, maar natuurlijk zonder sausjes.
- Je mag de dagen met elkaar verwisselen; het is maandag en je volgt de dinsdag. Het is niet toegestaan om bijvoorbeeld het ontbijt van de maandag te gebruiken en de lunch van dinsdag en het avondeten van donderdag. De dag is één geheel, dus volg altijd de gehele dag.
- Alle dressings onder de 250 kilocalorieën, per honderd ml zijn toegestaan. Tip: gebruik Yofresh.
- De Maggi juszakjes zijn een aanrader als je magere jus gebruikt. Maak een juszakje altijd aan met water.
- Achterin het boek vind je een aantal recepten die je kunt gebruiken voor de afwisseling van het avondeten. Let op: doe dit pas na de vijfde week.

De menu's bevatten voldoende energiebeperking om zo'n vijfhonderd tot achthonderd gram per week te kunnen afvallen. Gezonder eten hoeft echt geen straf te zijn. Dit boek laat je ervaren dat de hoeveelheden ruim voldoende zijn en ook nog eens heel erg smakelijk. De menu's bestaan niet uit

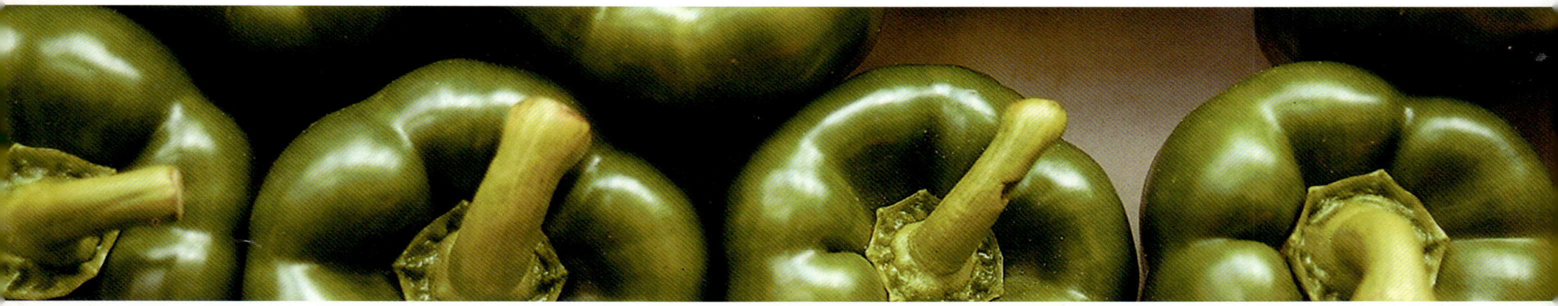

ouderwetse recepten en ook niet enkel uit ultramoderne ingrediënten. Soms zijn er moderne voedingsmiddelen in verwerkt, zoals een drinkontbijt. Ik bied je een hedendaags menu aan bestaande uit gezonde verantwoorde voeding, dat bovendien erg makkelijk is.

Onthoud dat het lichaam zes tot acht weken nodig heeft om krachtig te worden én om minder behoefte te krijgen aan onvolwaardige voeding. Onder onvolwaardige voeding vallen onder andere: koekjes, chocolade, chips en vele andere lekkere dingen. Weet dat als je stopt met je favoriete voedsel je daar eerst een hevige behoefte aan kunt krijgen. Dit gevoel duurt hoogstens een week.

Op weg naar een gezond en slank lichaam heb je soms je moeilijke momenten. Beschouw deze momenten als een test om je doel te bereiken. Zie afslanken ook als topsport. Het vergt beide veel discipline en wilskracht, als je het echt wilt, lukt het je ook!

**HET BASISDIEETPLAN**

Om de weekmenu's zo aangenaam mogelijk te maken, vind je hieronder een aantal combinaties die je eventueel met elkaar kunt afwisselen.

*Een voorbeeld:*
Er staat een glas karnemelk voor tussen de middag. Je vindt karnemelk niet lekker of je hebt het niet in huis. Dan kun je de karnemelk vervangen door een glas Optimel drink, een glas halfvolle melk of een bakje magere yoghurt. Je mag dus kiezen uit het zuivelrijtje.

*Nog een voorbeeld:*
Er staat voor 's avonds een plakje ontbijtkoek. Je hebt hier geen trek in. Neem dan eventueel een Liga Evergreen of een speculaasje.

*Voor de duidelijkheid:*
1 snee volkorenbrood of 1 snee roggebrood of 1 krentenbol is hetzelfde als 2 volkoren knäckebröd of 2 volkoren beschuiten of 2 rijstwafels.

***Kies 1 voedingsmiddel uit de volgende zuivelsoorten***

- 250 gram magere yoghurt;
- 250 gram Optimel yoghurt;
- 250 gram Optimel gele vla;
- 250 gram Optimel chocoladevla;
- 250 gram magere kwark met vruchten;
- 250 gram Optimel kwark;
- 1 glas karnemelk;
- 1 glas halfvolle melk;
- 1 glas Optimel drink of
- 1 glas Nutricia Light (halfvolle chocolademelk, zonder suiker)

***Tip: gebruik halvarine van Twenty Four of Becel Light en jus d'orange van Cool Best.***

***Kies uit het volgende zoete beleg***

- Halvajam;
- Appelstroop;
- Vruchtenhagel;
- Honing of
- Plakje ontbijtkoek (als beleg)

***Kies uit het volgende hartige beleg***

- 1 plakje 30+ kaas;
- smeerkaas 20+;
- St. Moritz Light (smeerkaas);
- 1 plakje rosbief;
- 1 plakje achterham;
- 1 plakje rookvlees;
- 1 plakje kipfilet;
- 1 plakje kalkoenfilet;
- smeerpaté van Linera of
- filet américain

***Tip: besmeer hartig beleg altijd met wat rauwkost. Bijvoorbeeld: plakjes komkommer, tomaat, radijsjes enzovoort.***

*Kies uit de volgende tussendoortjes*

- 1 Liga Evergreen, (geen heel pakje!);
- 1 plak ontbijtkoek;
- 1 Sultana koekje;
- 1 plak gemberkoek;
- 1 plak Friese kruidkoek;
- 1 stuk taai taai;
- 1 stuk fruit (behalve mango, maximaal 2 bananen per week);
- 1 eierkoek;
- 1 zakje Snack-a-Jack;
- 1 speculaasje;
- 1 café noir;
- 1 volkoren biscuit of
- 1 Liga Continue

*Vlees en vissoorten en vleesvervangers*

- 75 gram mager rundvlees;
- 75 gram tartaar;
- 75 gram rundergehaktbal;
- 75 gram kipfilet (mag ook gekruid);
- 75 gram rosbief;
- 75 gram biefstuk;
- 100 gram kabeljauw;
- 100 gram zalmmoot;
- 100 gram scholfilet;
- 100 tonijnbiefstuk of
- 75 gram Quorn (vleesvervanger)

***Diner voor vrouwen***

- 125 gram gekookte aardappelen, 200 gram groente, 75 gram vlees;
- 225 gram gekookte pasta inclusief saus en vlees, bamipakket van 200 gram;
- 125 gram gekookte zilvervliesrijst, 200 gram roerbak-groente en 75 gram vlees;
- 1 maaltijdsalade á 225 gram met 1 volkoren pistolet of
- 1 kom kippensoep met 1 volkoren pistolet en 1 cracker met kaas 30+

***Diner voor mannen***

- 150 gram gekookte aardappelen, 200 gram groente en 75 gram vlees;
- 250 gram gekookte pasta inclusief rode saus en vlees, bamipakket van 200 gram;
- 150 gram gekookte zilvervliesrijst, 200 gram roerbak-groente en 75 gram vlees;
- 1 maaltijdsalade á 250 gram met 1 volkoren pistolet of
- 1 kom kippensoep met 2 volkoren pistolets besmeerd met hartig beleg

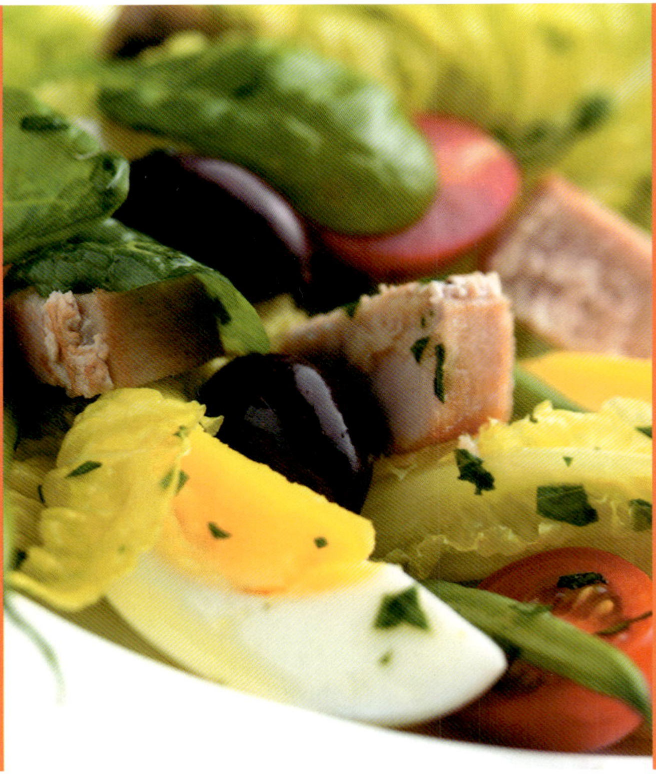

**LET OP:**

- Vervang zoet beleg altijd door zoet beleg. Dus als er appelstroop staat, vervang het dan door halvajam, vruchtenhagel of honing.
- Vervang hartig beleg altijd door hartig beleg. Dus als er kaas 30+ staat, vervang het dan door bijvoorbeeld rookvlees of achterham.
- Wanneer er bij de groenten bijvoorbeeld een koolsoort staat, probeer je er dan zo goed mogelijk aan te houden. Dus kies voor groene kool, spitskool, rode kool, zuurkool, bloemkool, enzovoort.
- Wanneer er bij de groente bijvoorbeeld sperziebonen staat, kun je dit vervangen door peultjes of snijbonen.
- Kwark kun je vervangen door Optimel drink, magere yoghurt, karnemelk of halfvolle melk.
- Grapefruitsap mag je vervangen door jus d'orange. Vervang dit niet door melk, want dat is een hele andere productgroep!
- Let vooral op de broodcombinaties. Eet niet teveel brood, denk goed om de variatie.

***Zorg voor variatie en gebruik dus niet elke dag dezelfde combinaties.***

**TIPS VOOR ALLEENSTAANDEN**

Ik weet dat het voor iemand die alleen woont erg moeilijk is om op dieet te gaan en voor zichzelf te koken. Toch is het mogelijk, en zelfs eenvoudig, om een goede en volledige maaltijd klaar te maken. Het is het makkelijkst om maaltijden voor twee personen klaar te maken: neem daarvoor de helft van de recepten voor vier personen en zet de helft ervan in de vriezer. De bewaarde porties kun je later in het dieet gebruiken. Het meeste voedsel kan een paar dagen in de koelkast worden bewaard en in de diepvriezer zelfs enkele maanden. Maak dan vooral de groente niet te gaar. Bewaar het in de juiste verpakking die goed afsluitbaar is. Nog makkelijker is het om voor vier personen te koken, de maaltijd in vier porties te verdelen en alles apart in te vriezen, met een etiket erop. Ook eierkoeken, krentenbollen en ontbijtkoek kun je heel makkelijk invriezen.

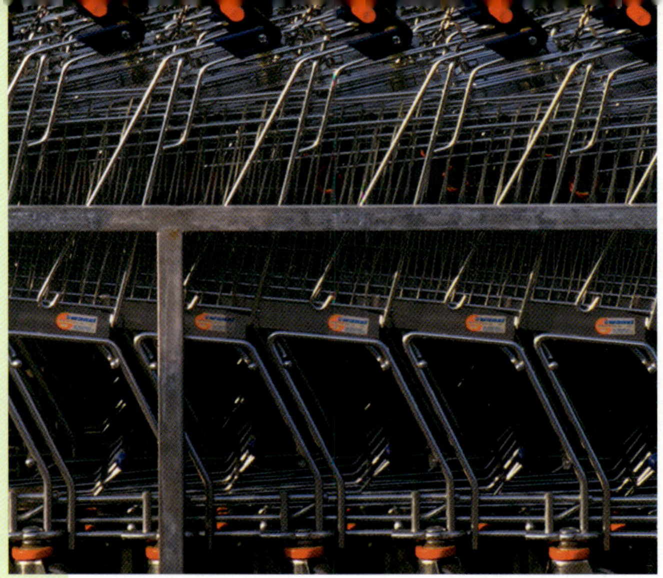

**BOODSCHAPPENLIJST**

*Dit zijn de producten waar ik voornamelijk mee werk in de praktijk:*

- Twenty Four halvarine / Becel Light
- Olijfolie (om in te bakken)
- Maggi juspakjes (geen boter toevoegen)
- Yofresh rauwkostdressing of naturel dressing (huismerk)
- Optimel yoghurt / magere yoghurt
- Optimel kwark / magere kwark
- Optimel drink
- Liga Evergreen (alle soorten)
- Milner 30+ kaas
- Volkoren crackers (huismerk)
- Betuwe halvajam
- Appelstroop (huismerk)
- Coolbest jus d'orange
- Bar le Duc mineraalwater
- Peijnenburg volkoren ontbijtkoek
- Japanse mix (huismerk; de nootjes en pinda's eruit halen)
- Balance koffiemelk (Friesche Vlag)
- Nutricia Light chocolademelk
- Cornflakes Kellog's K, Quaker

## THEMA: GEWICHT EN GEZONDHEID

Lengte en gewicht zijn bij iedereen makkelijk te meten. Daarom wordt vaak het normaal gewicht vastgesteld op basis van deze twee getallen. Een veelgebruikte methode voor volwassenen (ongeacht de leeftijd) is de Quetelet-index.

*Voor de uitkomst geldt:*
minder dan 20 = te laag lichaamsgewicht
tussen de 20 en 25 = goed gezond gewicht
tussen de 25 en 30 = overgewicht
boven de 30 = overgewicht met gezondheidsrisico's

***Voorbeeld 1:***
een vrouw met een lengte van 1,70 m en een gewicht van 65 kilo heeft een Q.I. van 22,5 (65 kilo : 1,70 x 1,70 = 22,5). Een Q.I. van 22,5 ligt binnen de gezonde marge. Conclusie: 65 kilo is een gezond gewicht voor deze vrouw.

***Voorbeeld 2:***
een vrouw met een lengte van 1,70 m is aangekomen en weegt nu 75 kilo. Haar Q.I. is nu 26. (75 kilo : 1,70 x 1,70). Conclusie: 75 kilo is te veel voor deze vrouw.

Het is altijd leuk om te zien dat je inspanningen omgezet worden in zichtbare resultaten. Je kunt je resultaten wekelijks in de gewichtstabel schrijven. Ook is het verstandig om elke week je Q.I. uit te rekenen.

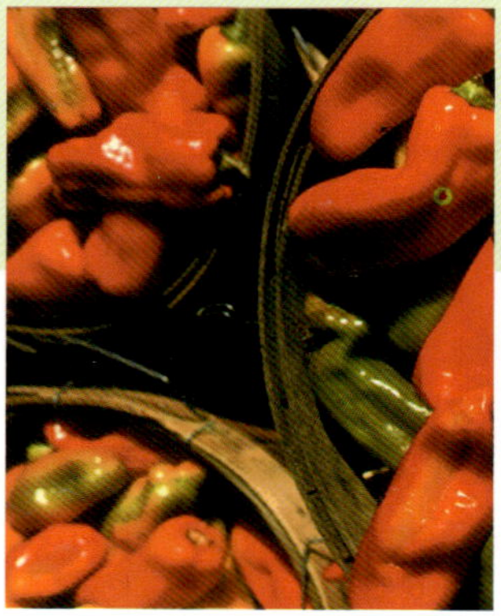

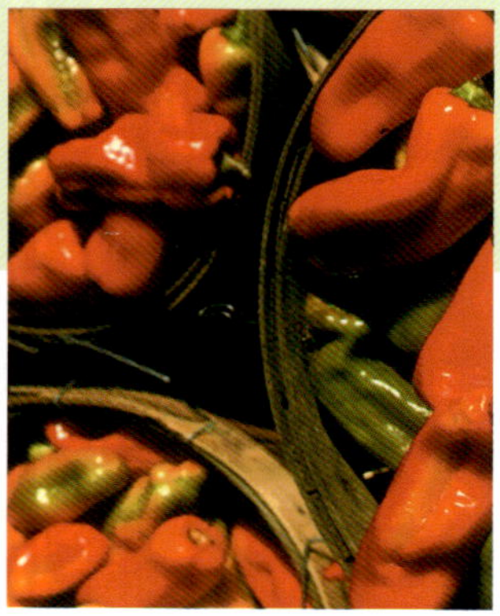

### GEWICHTSTABEL

| | Gewicht | Quetelet-index |
|---|---|---|
| Start | ________ | ______________ |
| Week 1 | ________ | ______________ |
| Week 2 | ________ | ______________ |
| Week 3 | ________ | ______________ |
| Week 4 | ________ | ______________ |
| Week 5 | ________ | ______________ |
| Week 6 | ________ | ______________ |
| Week 7 | ________ | ______________ |
| Week 8 | ________ | ______________ |
| Week 9 | ________ | ______________ |
| Week 10 | ________ | ______________ |

Schrijf hieronder op wat de oorzaken zijn van je overgewicht.

____________________________________________________________

____________________________________________________________

____________________________________________________________

____________________________________________________________

Schrijf op welke lichamelijke en sociale/emotionele nadelen je ondervindt van je overgewicht.

____________________________________________________________

____________________________________________________________

____________________________________________________________

____________________________________________________________

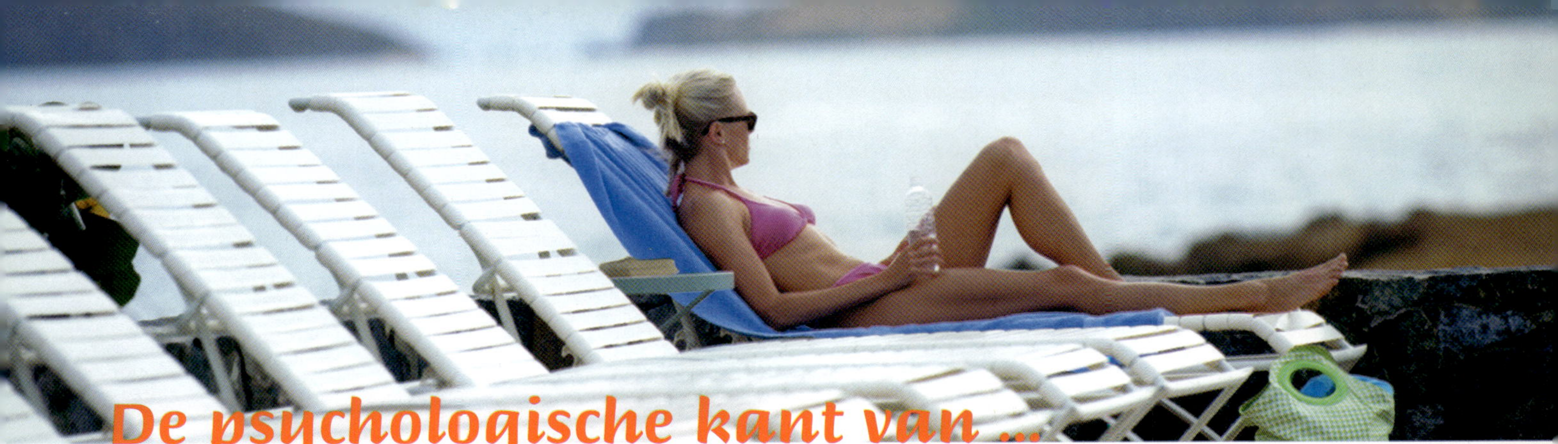

# De psychologische kant van ...

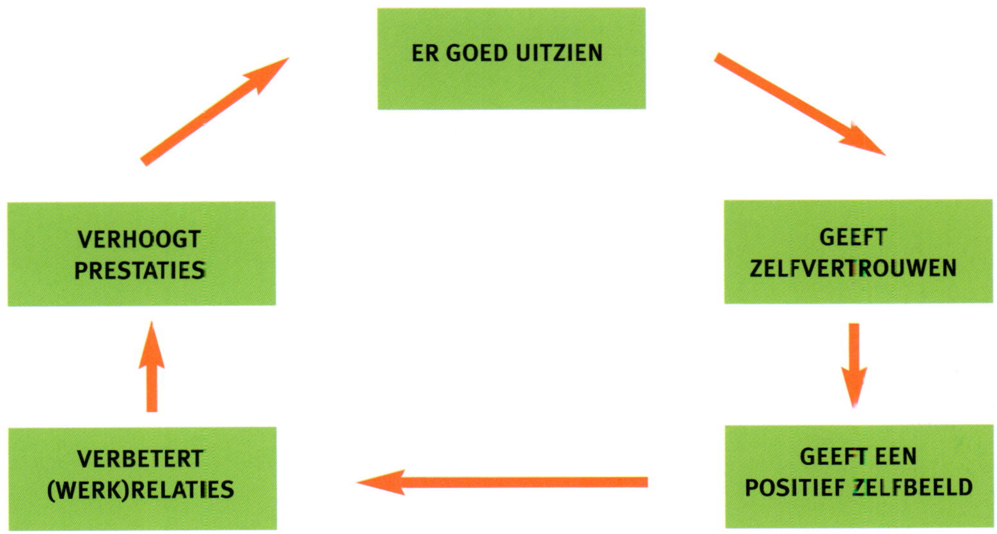


Deze cirkel laat zien hoe belangrijk het voor ons is om lekker in je vel te zitten. Als je het gevoel hebt dat je er goed uitziet, kun je de hele wereld aan. Het geeft zelfvertrouwen en daardoor krijg je een positief zelfbeeld. Een positief zelfbeeld en zelfvertrouwen zijn heel belangrijk voor de kwaliteit van je leven. Je staat vrijer en zelfbewuster in relaties met andere mensen, zowel op je werk als in je privé-leven. Daardoor kun je veel meer vreugde beleven aan de dingen van alledag en de aangename dingen van het leven. Je straalt positivisme uit naar de mensen om je heen en krijgt dat daardoor ook weer terug. Dat is een natuurwet. Je prestaties verbeteren, je durft het beste uit jezelf naar boven te halen en ook naar buiten te brengen. Dit maakt dat je trots kunt zijn op jezelf en daardoor ga je er nog beter uitzien!

***Een gezond gewicht en een goede conditie verbeteren de kwaliteit van je leven !***

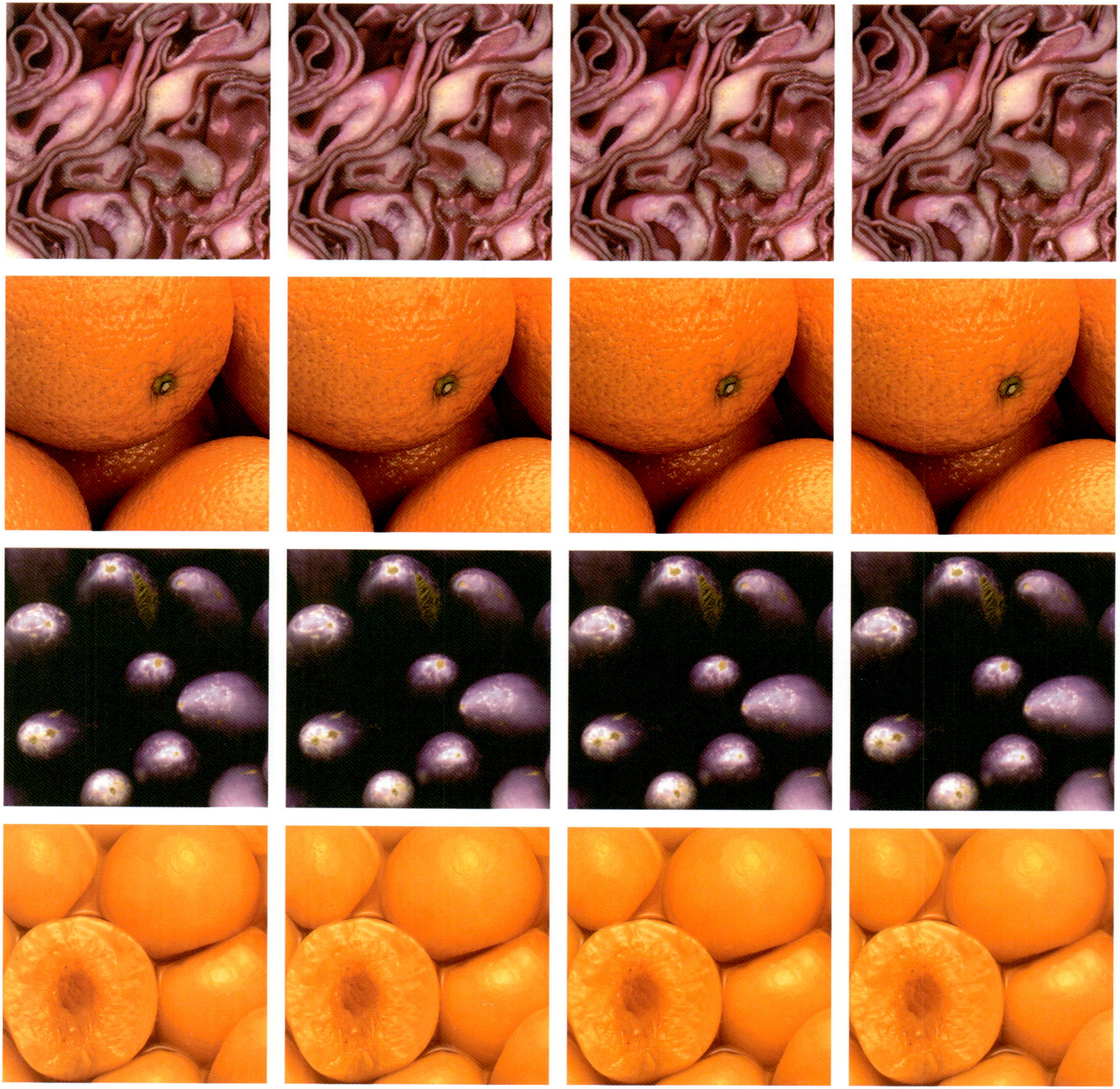

# hoofdstuk 2

# Verhaal uit de praktijk

NICO

**74 jaar en toch afvallen**

*Op een dag werd ik gebeld door een oudere man, Nico. Hij was longpatiënt en had ruim twintig kilo overgewicht. Hij wilde een afspraak maken, maar vroeg of hij niet te oud was om nog op dieet te gaan. Het is echter nooit te laat om iets aan je gezondheid te doen. Overgewicht heeft nare gevolgen: kortademigheid, een te hoog cholesterolgehalte, last van gewrichten, enzovoort.*

*Een week later vond het intakeconsult plaats. Elke week maakte ik Nico's boodschappenlijstje. Evergreen, Optimel vla, Snack-a-Jacks ... allemaal nieuwe producten voor Nico. Elke week kwam hij op consult en het ging zo goed dat hij na vier maanden op streefgewicht was. Hij was twintig kilo afgevallen. Op een ochtend kwam Nico onverwacht langs met een bos bloemen. Met een lach op zijn gezicht vroeg hij of ik even naar buiten wilde komen, hij wilde me iets laten zien. Daar stond een gloednieuwe fiets. Die had hij vijftien jaar geleden gekregen voor zijn verjaardag, hij had er één keer op gereden. Door zijn kortademigheid, ging het fietsen niet meer. Vandaag fietste Nico voor het eerst sinds vijftien jaar ...*

*Dit is een goed voorbeeld. Nico had de wilskracht om op zijn leeftijd iets aan zijn overgewicht te doen. Hij had ook geen actie kunnen ondernemen; dan was de kortademigheid waarschijnlijk toegenomen met alle consequenties van dien.*

**THEMA: KOOLHYDRATEN MAKEN NIET DIK**

Veel mensen zijn bang voor koolhydraten. Als ik ze een krentenbol voor tussendoor voorschrijf, kijken ze mij angstig aan. Maakt dit mij dan niet dik? Het antwoord is: nee.
We hoeven geen minimum aan zetmeel te eten. De theorie achter een aantal boeken over afslanken gaat er vanuit dat koolhydraten het insulinepeil verhogen en dit hormoon zorgt voor de opslag van vet. Maar, deze reactie vindt alleen plaats als je teveel pasta of zetmeelhoudend voedsel eet!
Na dertig jaar voedingsonderzoek zijn we het over slechts drie dingen eens: variatie, matiging en evenwicht.
Als we gevarieerd, gematigd en evenwichtig eten, worden we nooit dik.

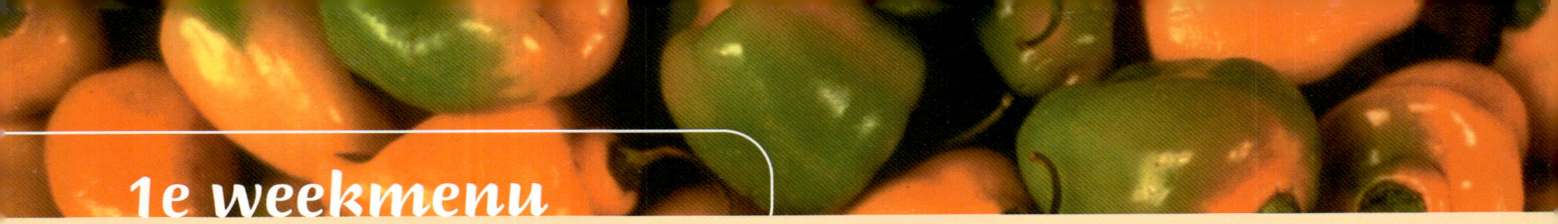

# 1e weekmenu

## Weekmenu: de eerste week

Dan gaan we nu beginnen met het eerste weekmenu. Bij de eerste week is het erg belangrijk dat je veel water drinkt. Probeer elke dag wat aan beweging te doen. Weeg je avondeten goed af. Tevens adviseer ik jezelf te belonen bij elke kilo gewichtsverlies. Het hoeven geen dure dingen te zijn. Denk bijvoorbeeld aan een tijdschrift, een bos bloemen of een nieuw shirt. Wil je veel afvallen en spaar je liever voor een duur cadeau, zoals een behandeling bij de schoonheidsspecialiste of nieuwe kleding, dan kun je bij elke kilo gewichtsverlies een bedrag met jezelf afspreken. Als je dan op je streefgewicht bent, kun je jezelf belonen. Veel cliënten die op streefgewicht zijn, maken mooie glamourfoto's. De foto's stimuleren enorm als je – eenmaal op je streefgewicht – eens een moeilijk moment hebt. Veel succes!

**VOOR DE VROUW**

**Maandag**
Ontbijt: 250 gram magere yoghurt, 1 appel – Tussendoor: 1 Liga Evergreen – Lunch: 2 volkoren boterhammen met halvarine en 1 x kaas 30+ en 1 x kipfilet – Tussendoor: 1 plak ontbijtkoek – Diner: 125 gram gekookte aardappelen, 200 gram bloemkool, 1 scheplepel magere jus, 75 gram tartaar, bakje rauwkost met yoghurtdressing – 's Avonds: 1 speculaasje

**Dinsdag**
Ontbijt: 2 volkoren crackers met halvarine en 2 x halvajam – Tussendoor: 1 banaan - Lunch: 250 gram magere yoghurt met 1 appel – Tussendoor: 1 plak ontbijtkoek – Diner: 125 gram gekookte aardappelen, 200 gram bietjes, 1 scheplepel magere jus, 75 gram kipfilet, bakje rauwkost met yoghurtdressing – 's Avonds: 1 kiwi

**Woensdag**
Ontbijt: 250 gram magere yoghurt, 1 kiwi – Tussendoor: 1 plak ontbijtkoek – Lunch: 2 volkoren boterhammen met halvarine en 1 x appelstroop en 1 x kipfilet – Tussendoor: 1 glas Optimel drink – Diner: 125 gram gekookte aardappelen, 2 rolletjes witlof ham/kaas, 1 scheplepel magere jus, bakje rauwkost met yoghurtdressing – 's Avonds: 1 sinaasappel

**Donderdag**
Ontbijt: 1 glas Optimel drink, 1 kiwi – Tussendoor: 1 Liga Evergreen – Lunch: 1 Italiaanse bol met halvarine en 1 x kaas 30+ en tomaat of komkommer, 1 cup a soup kip – Tussendoor: 1 plak kruidkoek – Diner: 125 gram gekookte aardappelen, 200 gram prei, 1 scheplepel magere jus, 100 gram kabeljauw, bakje rauwkost met yoghurtdressing – 's Avonds: streng!

**Vrijdag**
Ontbijt: 250 gram magere yoghurt, 1 scheplepel müsli of Kellog's K – Tussendoor: 1 trosje druiven – Lunch: 3 volkoren crackers met halvarine, 1 x kaas 30+, 1 x kipfilet en 1 x halvajam – Tussendoor: 1 plak ontbijtkoek – Diner: 225 gram gekookte macaroni met roerbakgroente, 75 gram kip of Quorn (vleesvervanger, te koop in de meeste supermarkten), bakje rauwkost met yoghurtdressing – 's Avonds: 1 glas rode wijn of 1 glas jus d'orange

**Zaterdag**
Ontbijt: 1 glas halfvolle melk, 1 plak kruidkoek met halvarine – Tussendoor: 1 Liga Evergreen – Lunch: 2 volkoren boterhammen met halvarine, 1 x kaas 30+ en 1 x gekookt eitje – Tussendoor: 1 appel – Diner: 1 pistolet gezond ham/kaas, 1 cup a soup kip, 250 gram magere yoghurt – 's Avonds: 1 glas rode wijn of 1 glas jus d'orange, 3 toastjes met 30+ kaas

**Zondag**
Ontbijt: 1 pistolet met halvarine en 1 x rosbief of filet américain – Tussendoor: 1 plak kruidkoek – Lunch: 1 kom verse kippensoep, 2 crackers met halvarine en kaas 30+ – Tussendoor: 1 appel – Diner: 225 gram koolsalade (zie recept) – 's Avonds: 1 speculaasje

## VOOR DE MAN

**Maandag**
Ontbijt: 250 gram magere yoghurt met 1 appel, 1 cracker met 30+ smeerkaas – Tussendoor: 1 Liga Evergreen – Lunch: 2 volkoren boterhammen met halvarine, 1 x kaas 30+ en 1 x kipfilet, 1 glas halfvolle melk – Tussendoor: 1 plak ontbijtkoek – Diner: 150 gram gekookte aardappelen , 200 gram bloemkool, 1 scheplepel magere jus, 75 gram tartaar, bakje rauwkost met yoghurtdressing – 's Avonds: 1 speculaasje

**Dinsdag**
Ontbijt: 2 volkoren crackers met halvarine en 2 x halvajam, 1 plak ontbijtkoek – Tussendoor: 1 banaan – Lunch: 250 gram magere yoghurt met 1 appel – Tussendoor: 1 plak ontbijtkoek – Diner: 150 gram gekookte aardappelen, 200 gram bietjes, 1 scheplepel magere jus, 75 gram kipfilet, bakje rauwkost met yoghurtdressing – 's Avonds: 1 kiwi, 1 sinaasappel

**Woensdag**
Ontbijt: 250 gram magere yoghurt, 1 kiwi – Tussendoor: 1 plak ontbijtkoek – Lunch: 2 volkoren boterhammen met halvarine, 1 x appelstroop en 1 x kipfilet – Tussendoor: 1 glas Optimel drink – Diner: 175 gram gekookte aardappelen, 2 rolletjes witlof ham/kaas, 1 scheplepel magere jus, bakje rauwkost met yoghurtdressing – 's Avonds: 1 glas chocomelk light

**Donderdag**
Ontbijt: 1 glas Optimel drink, 1 banaan, 1 krentenbol – Tussendoor: 1 Liga Evergreen – Lunch: 1 Italiaanse bol met halvarine en 1 x kaas 30+ en tomaat of komkommer, 1 cup a soup kip – Tussendoor: 1 plak kruidkoek, 1 glas Optimel drink – Diner: 175 gram gekookte aardappelen, 200 gram prei, 1 scheplepel magere jus, 100 gram kabeljauw, bakje rauwkost met yoghurtdressing – 's Avonds: streng!

**Vrijdag**
Ontbijt: 250 gram magere yoghurt, 3 scheplepels müsli of Kellog's K – Tussendoor: 1 trosje druiven – Lunch: 3 volkoren crackers met halvarine, 1 x kaas 30+ en 1 x kipfilet en 1 x halvajam – Tussendoor: 1 plak ontbijtkoek – Diner: 250 gram gekookte macaroni inclusief roerbakgroente met 75 gram Quorn (vleesvervanger), bakje rauwkost met yoghurtdressing – 's Avonds: 1 glas rode wijn of 1 glas jus d'orange

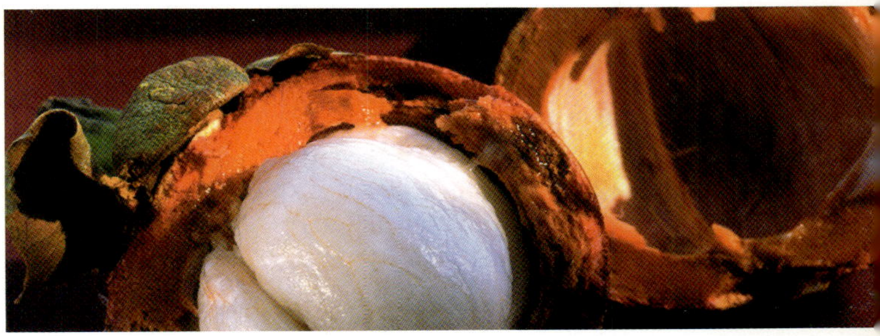

**Zaterdag**
Ontbijt: 1 glas halfvolle melk, 1 plak kruidkoek met halvarine – Tussendoor: 1 Liga Evergreen – Lunch: 2 volkoren boterhammen met halvarine, 1 x kaas 30+ en 1 x gekookt eitje, 1 glas Optimel – Tussendoor: 1 appel – Diner: 2 pistolets gezond ham/kaas, 1 cup a soup kip, 250 gram magere yoghurt – 's Avonds: 1 glas rode wijn of 1 glas jus d'orange, 3 toastjes met 30+ kaas

**Zondag**
Ontbijt: 2 pistolets met halvarine, 1 x rosbief en 1 x filet américain – Tussendoor: 1 plak kruidkoek – Lunch: 1 kom verse kippensoep, 2 crackers met halvarine en kaas 30+ – Tussendoor: 1 appel, 1 sinaasappel – Diner: 250 gram koolsalade (zie recept) - 's Avonds: 1 speculaasje

*Bij bergbeklimmen is het bereiken van de top niet het belangrijkst. Het is de weg ernaar toe waar het om gaat. Soms is het bevredigender om even stil te staan en de plek te ontdekken waar je aangekomen bent. Hetzelfde geldt voor afvallen.*

# VRAGEN VAN DE WEEK

***Is het erg als ik een maaltijd oversla?***

Het kan gebeuren dat je geen tijd hebt om te eten. Vaak wordt de lunch overgeslagen. De gouden succesregel van deze dieetmethode is: sla nooit een maaltijd over!
Laat desnoods je tussendoortje staan. Je lichaam is erop ingesteld en hunkert naar de maaltijden. Als je een maaltijd overslaat, zal je lichaam de schade inhalen. Meestal krijg je later op de dag honger en eet je ongemerkt meer en veelal slechter. Dit gebeurt vaak 's avonds. Na 20.00 uur komt je stofwisseling echter op een laag pitje te staan. Heb je trek, neem dan 'veilig' fruit. Dat is makkelijk verteerbaar, waardoor je lichaam 's nachts kan rusten en geen energie hoeft te stoppen in het verteren van chips, taartjes of koekjes. Let op: tussen 6.00 uur en 19.00 uur is je stofwisseling actief bezig.

***Tot hoe laat verteert mijn eten goed?***

Eet je maaltijden bij voorkeur op gezette tijden. Ontbijt bijvoorbeeld tussen 7.00 en 8.00 uur, lunch tussen 12.00 uur en 13.00 uur en dineer tussen 18.00 en 19.00 uur. Leer dit jezelf aan en je zult zien dat je tussendoor minder trek hebt.

***Waarom is rauwkost zo goed?***

Vrouwen zijn veelal rauwkosteters, mannen vinden het vaak konijnenvoer. Als je rauwkost eet, zit je eerder vol en eet je minder avondeten. Bovendien zitten er veel vezels in die bijdragen aan een goede stoelgang.

***Een laatste goede raad***

Houd altijd rekening met onverwachte gebeurtenissen. Zo kun je een onweerstaanbare drang krijgen om iets te eten dat niet in het dieet voorkomt. Bijvoorbeeld doordat iemand je iets lekkers voorzet of omdat je op een feestje bent. Of je wilt iets eten voor het slapen gaan. Dit gebeurt vaak, het is mij ook overkomen toen ik aan het afvallen was. Ik besloot dan een stuk fruit te nemen. In vergelijking met andere voedingsmiddelen geeft een vrucht mij de meeste voldoening, vanwege de smaak. Ik koos de appel als mijn 'veilig voedsel'. Een flinke appel bevat slechts 55 kilocalorieën. Ik nam altijd een appel mee en ik beloofde mezelf dat ik die zou opeten als ik een moeilijk moment zou hebben. Tijdens het schillen bedacht ik hoe fijn het was om slanker te worden en hoe zonde het zou zijn als ik roet in het eten zou gooien. Als ik na het eten van de appel nog honger had, dronk ik een groot glas water. Een enkele keer at ik twee appels. Het is onmogelijk om dan nog honger te hebben.

Het is niet de bedoeling dat je jezelf ellendig voelt bij mijn afslankprogramma, dus kies een fruitsoort. Toegestane fruitsoorten zijn onder andere: appel, peer, sinaasappel, grapefruit en kiwi. Maak je keuze en zorg ervoor dat je altijd voldoende fruit in huis hebt. Realiseer je goed dat dit het enige extraatje is dat je mag eten tijdens het dieet. Het door jou gekozen fruit zal je beschermen tegen alle verleidingen en je helpen om snel je streefgewicht te bereiken.

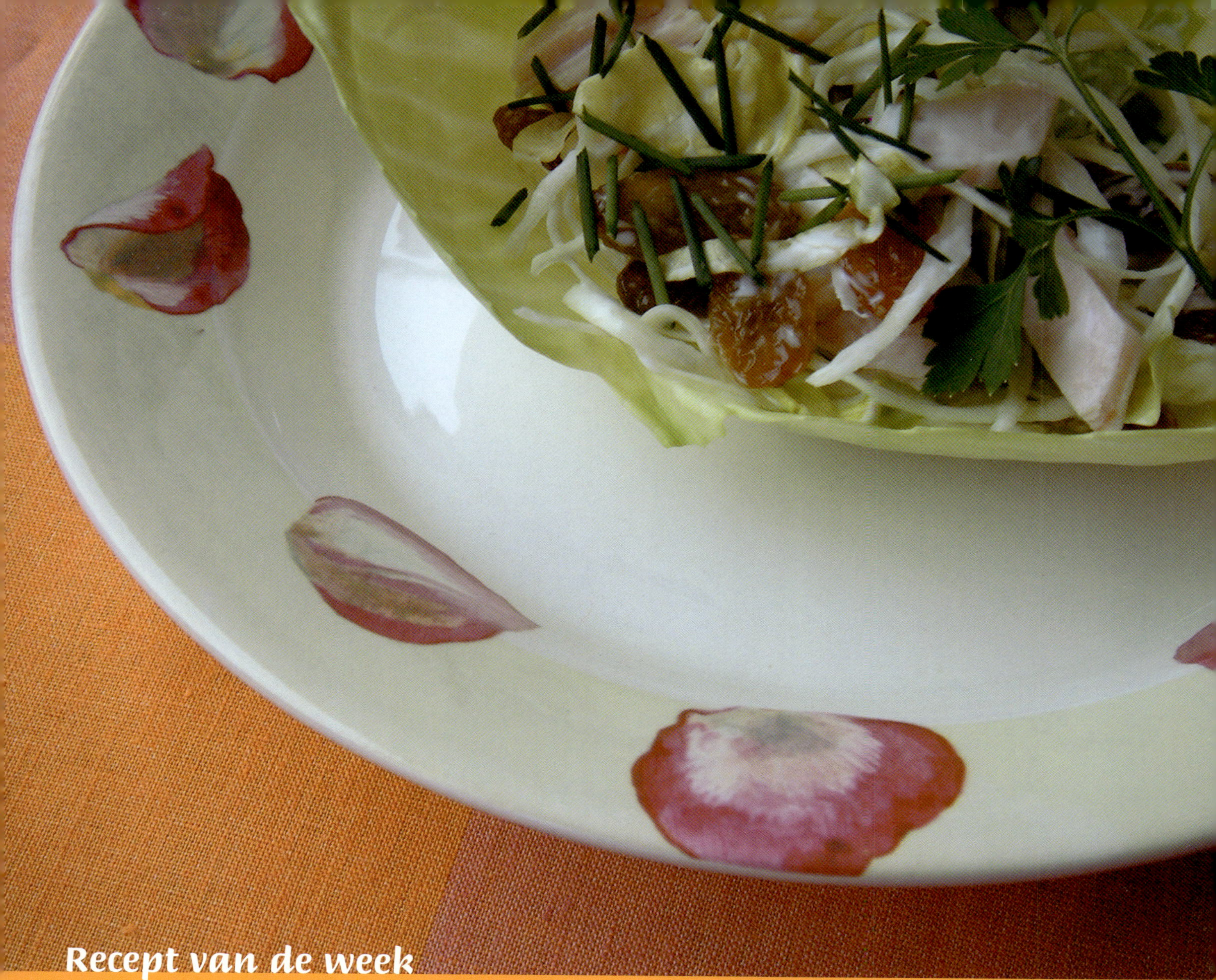

# Recept van de week

***koolsalade met gerookte kip voor 4 personen***
*400 gram witte kool, 1 bosje bieslook, 1 krop sla, 1 handje rozijnen, 4 eetlepels Yofresh, 200 gram gerookte kip, sap van een halve citroen, 0,5 eetlepel grove mosterd, zout en peper.*

*Snijd alles heel fijn. Meng het in een kom met de rozijntjes en de bieslook. Roer in een kommetje een dressing van Yofresh, citroensap, mosterd en breng dit op smaak met zout en peper. Meng de dressing door de salade.*

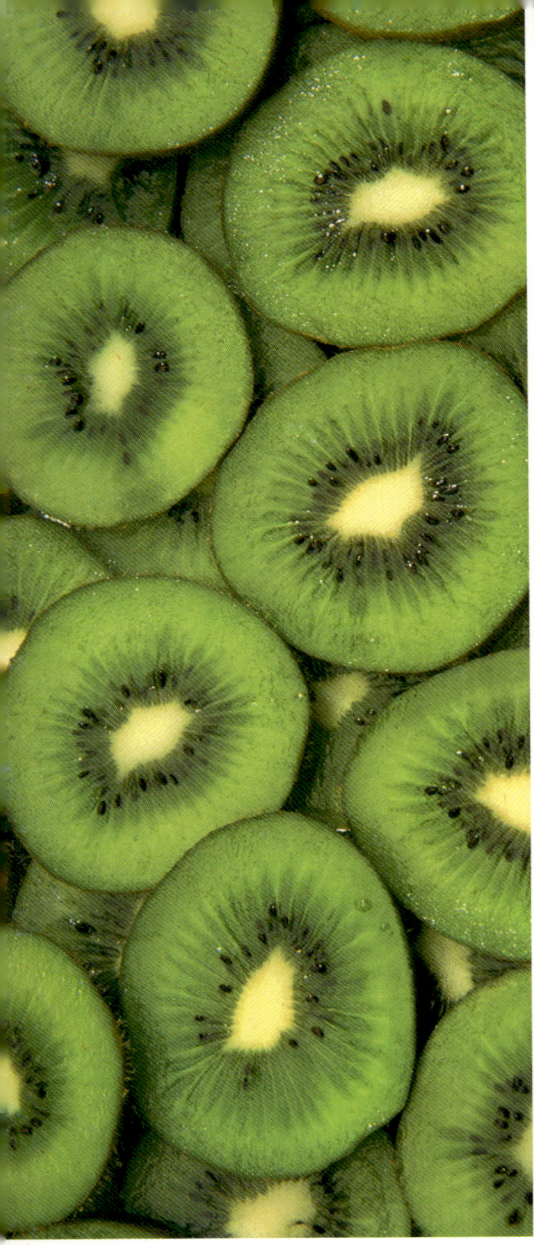

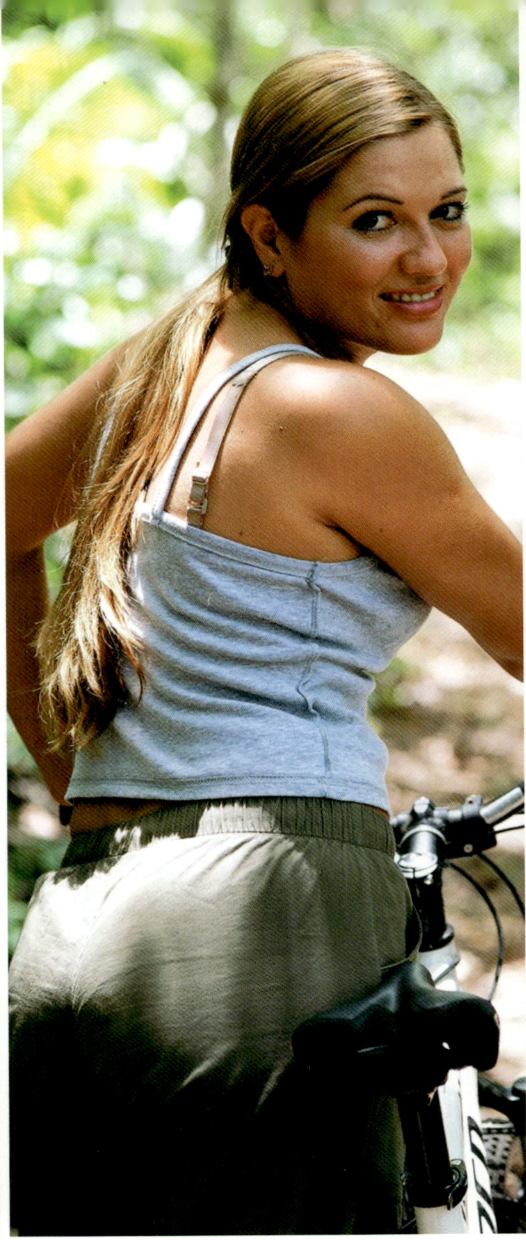

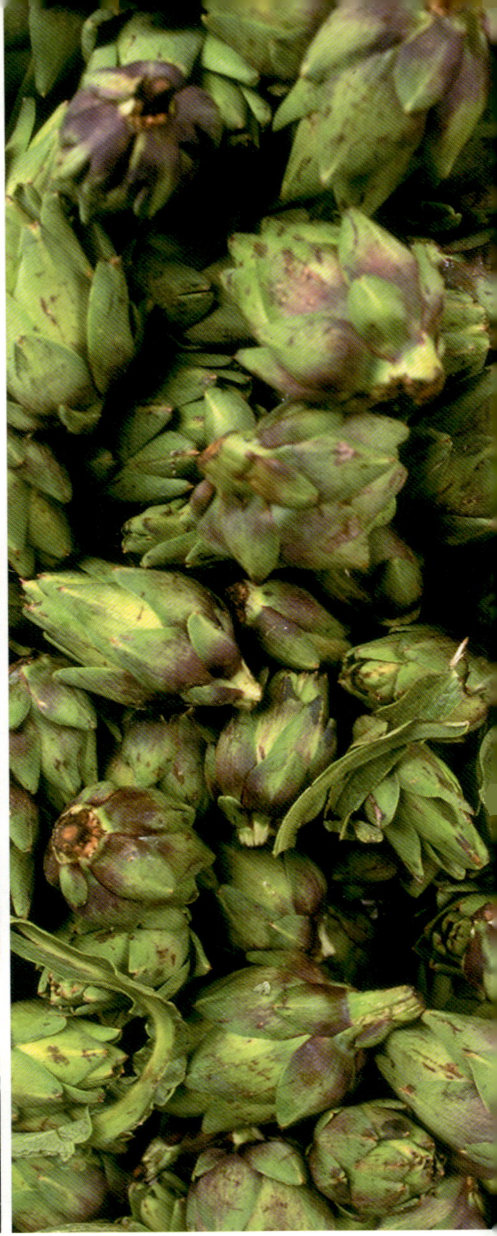

# hoofdstuk 3

# Verhaal uit de praktijk

## MEVROUW BRANDERS

**'Ik eet minimaal en kom aan; help!'**

*Mevrouw Branders kwam bij me in de praktijk. Tijdens het intakegesprek vertelde zij dat ze 's morgens een glas melk dronk, als lunch twee crackers met magere kaas at en 's avonds wat groente. Ze at geen vlees en aardappelen. Soms nam ze een speculaasje bij de koffie. Mevrouw Branders wilde dolgraag vijf kilo afvallen. Haar eetpatroon was elke dag hetzelfde. Ik vertelde haar dat het lichaam zo aan dit ritme gewend was dat de stofwisseling daardoor verstoord was. Omdat ze zo weinig at, ging het lichaam erg zuinig om met de energie. Deze mevrouw moest meer eten om af te vallen. Ze keek me verbaasd aan en was bang om aan te komen.*
*Ik beloofde haar dat dit niet zou gebeuren.*

*Ze volgde het weekmenu en viel ontzettend veel af, mede door de variatie. Als je altijd dezelfde voedingsmiddelen consumeert, went je lichaam daaraan.*

**THEMA: DE WEEGSCHAAL**

Een weegschaal laat zien hoeveel je weegt. Dit zegt niks over de hoeveelheid vocht en vetweefsel in je lichaam. Zo kun je een kilo aankomen door een liter water te drinken en kilo's kwijtraken als je diarree hebt. De hoeveelheid vocht in het lichaam is dus zeer bepalend. Als de weegschaal vertelt dat je zwaarder bent geworden terwijl je niet hebt gesnoept, laat je dan niet ontmoedigen! Waarschijnlijk houdt je lichaam extra vocht vast. Als de weegschaal gewichtsverlies aangeeft, kan dit een uitnodiging zijn: ik mag wat lekkers eten. Geeft de weegschaal gewichtstoename aan, is de gebruikelijke reactie: ik heb het verknald, ik kan net zo goed eten waar ik zin in heb. Veel mensen wegen zich nooit en doen het toch prima. Onze kleren zijn een betrouwbare aanwijzing. Moet je een ander gaatje in je riem nemen, dan weet je genoeg. Toch willen we graag weten hoeveel we wegen. Je gewicht is informatie waar je recht op hebt, net als je bloedgroep en je cholesterolgehalte. Weeg jezelf één keer per week naakt op dezelfde dag en tijd. Bijvoorbeeld 's morgens na het opstaan.

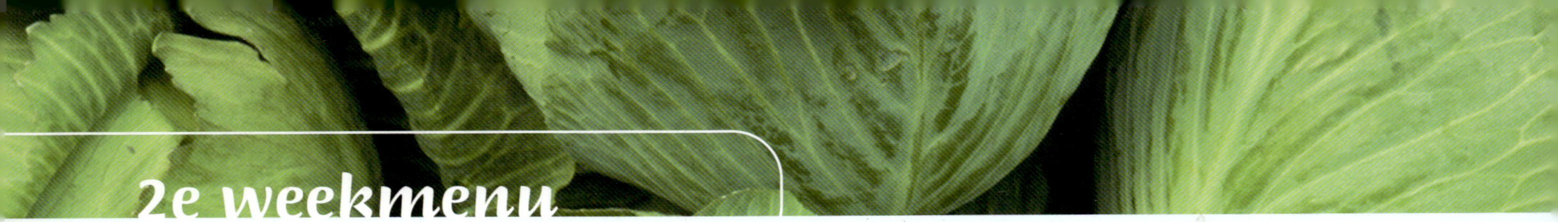

# 2e weekmenu

## Weekmenu: de tweede week

Je bent nu een week bezig met het afslankprogramma. Het is erg belangrijk dat je het weekmenu zo goed mogelijk volgt, dus probeer niet te veel af te wijken. Heb je nog trek tussendoor, neem dan een winterpeen. Dit is goed voor je hongergevoel en bovendien goed voor je ogen. Ga zitten tijdens het eten, al is het maar voor het nuttigen van een broodje. Wanneer je iets aan het keukenblok eet, eet je vaak meer dan je lief is. Als je rustig gaat zitten, geniet je meer van eten en heb je er langer plezier van.

**VOOR DE VROUW**

**Maandag**
Ontbijt: 1 beschuitje met halvarine en halvajam – Tussendoor: 1 kiwi – Lunch: 1 pistoletje Hawaï (ham/kaas/ananas) Tussendoor: 1 glas Optimel drink of 1 glas halfvolle melk – Diner: 125 gram gekookte aardappelen, 200 gram andijvie, 75 gram Quorn (vleesvervanger), 1 scheplepel magere jus, bakje rauwkost met yoghurtdressing – 's Avonds: 1 sinaasappel

**Dinsdag**
Ontbijt: 1 krentenbol met halvarine – Tussendoor: 1 peer – Lunch: 2 volkoren boterhammen met 2 x tonijn met 1 theelepel Yofresh - Tussendoor: 1 glas Optimel drink of 1 glas halfvolle melk – Diner: 225 gram gekookte nasi inclusief nasipakket en 75 gram kipfilet, 1 bakje rauwkost met yoghurtdressing – 's Avonds: 1 mandarijn

**Woensdag**
Ontbijt: 250 gram magere yoghurt met 1 scheplepel halvajam – Tussendoor: 1 plakje ontbijtkoek – Lunch: 2 volkoren crackers met halvarine, 1 x smeerpaté en 1 x kaas 30+, 1 glas halfvolle melk – Tussendoor: 1 mandarijn – Diner: 125 gram gekookte aardappelen, 200 prei, 100 gram scholfilet, 1 scheplepel magere jus – 's Avonds: streng!

**Donderdag**
Ontbijt: 1 glas jus d'orange en 1 appel – Tussendoor: 1 banaan – Lunch: 2 volkoren boterhammen met halvarine en 2 x achterham met komkommerschijven – Tussendoor: 1 appel + 1 glas halfvolle melk – Diner: 125 gram gekookte aardappelen, 200 gram sla, 1 scheplepel magere jus, 75 gram tartaar, 1 bakje rauwkost met yoghurtdressing – 's Avonds: 2 mandarijnen

**Vrijdag**
Ontbijt: 1 glas jus d'orange en 1 beschuitje met halvarine en halvajam – Tussendoor: 1 plak ontbijtkoek – Lunch: 2 geroosterde boterhammen (eventueel: Bolletje) met halvarine, 1 x gekookt eitje en 1 x tomaat of komkommerschijven - Tussendoor: 1 knappertje of café noir – Diner: 125 gram gekookte aardappelen, 200 gram sperziebonen, 1 scheplepel magere jus, 75 gram kipfilet, bakje rauwkost met yoghurtdressing – 's Avonds: 250 gram magere yoghurt

**Zaterdag**
Ontbijt: 2 volkoren crackers met halvarine, 1 x 20+ smeerkaas en 1 x filet américain – Tussendoor: 250 gram magere yoghurt – Lunch: 1 meergranen pistolet met halvarine en ham/kaas gezond – Tussendoor: 1 versierde eierkoek (zie recept pagina 74) – Diner: 175 gram ovenfrites, 200 gram sla – 's Avonds: 1 glas rode wijn of 1 glas jus d'orange met 3 toastjes met filet américain of 20+ smeerkaas

**Zondag**
Ontbijt: 1 beschuitje met halvarine en 1 x 20+ smeerkaas en 1 glas jus d'orange – Tussendoor: 1 Liga Evergreen – Lunch: 1 kop heldere soep met 1 volkoren pistolet met halvarine en kipfilet – Tussendoor: 1 fruitsalade (1/2 appel, 1 mandarijn, 1 kiwi) – Diner: stevige spinazieomelet (zie recept) plus 1 warme pistolet – 's Avonds: 1 glas rode wijn of 1 glas jus d'orange

**VOOR DE MAN**

**Maandag**
Ontbijt: 1 beschuitje met halvarine en halvajam – Tussendoor: 1 kiwi – Lunch: 1 pistoletje Hawaï (ham/kaas/ananas) – Tussendoor: 1 glas Optimel drink of 1 glas halfvolle melk met 1 plak ontbijtkoek – Diner: 150 gram gekookte aardappelen, 200 gram andijvie, 75 gram Quorn (vleesvervanger), bakje rauwkost met yoghurtdressing – 's Avonds: 1 sinaasappel en 1 appel

**Dinsdag**
Ontbijt: 1 krentenbol met halvarine met 1 glas chocomelk light – Tussendoor: 1 peer – Lunch: 2 volkoren boterhammen met 2 x tonijn met 1 theelepel Yofresh – Tussendoor: 250 gram magere yoghurt – Diner: 250 gram gekookte nasi inclusief nasipakket en 75 gram kipfilet, 1 bakje rauwkost met yoghurtdressing – 's Avonds: 1 mandarijn

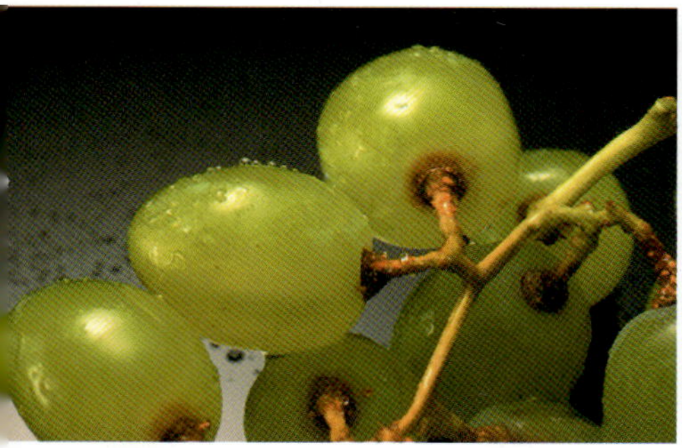
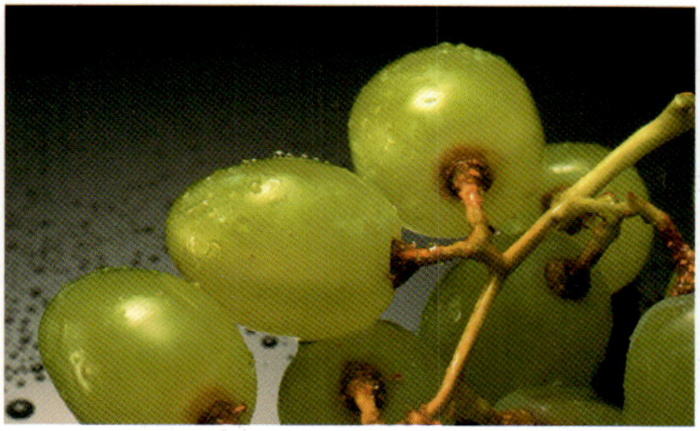
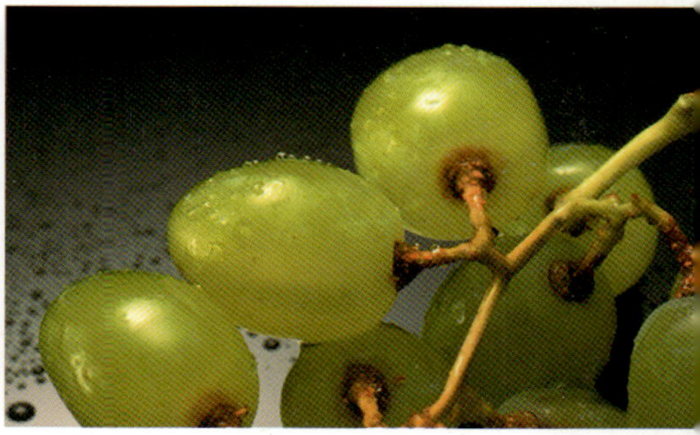

**Woensdag**
Ontbijt: 250 gram magere yoghurt met 1 scheplepel müsli of Kellog's K – Tussendoor: 1 plak ontbijtkoek – Lunch: 3 volkoren crackers met halvarine en 1 x Linera paté en 2x kaas 30+, 1 glas halfvolle melk – Tussendoor: 1 mandarijn – Diner: 150 gram gekookte aardappelen, 200 prei, 100 gram scholfilet, 1 scheplepel magere jus – 's Avonds: streng!

**Donderdag**
Ontbijt: 1 glas jus d'orange en 1 krentenbol – Tussendoor: 1 banaan – Lunch: 2 volkoren boterhammen met 2 x achterham met komkommerschijven – Tussendoor: 1 appel + 1 glas halfvolle melk – Diner: 150 gram gekookte aardappelen, 200 gram sla, 1 scheplepel magere jus, 75 gram tartaar, 1 bakje rauwkost met yoghurtdressing – 's Avonds: 2 mandarijnen

**Vrijdag**
Ontbijt: 1 glas jus d'orange en 2 beschuitjes met halvarine en halvajam – Tussendoor: 1 plak ontbijtkoek – Lunch: 2 geroosterde sneetjes (eventueel merk Bolletje) met halvarine, 1 x gekookt eitje en 1 x tomaat of komkommerschijven – Tussendoor: 1 knappertje of café noir – Diner: 150 gram gekookte aardappelen, 200 gram sperziebonen, 1 scheplepel magere jus, 75 gram kipfilet, rauwkost met yoghurtdressing – 's Avonds: 250 gram magere yoghurt

**Zaterdag**
Ontbijt: 3 volkoren crackers met halvarine, 1 x 20+ smeerkaas en 2 x filet américain – Tussendoor: 250 gram magere yoghurt – Lunch: 1 meergranen pistolet ham/kaas gezond - Tussendoor: 1 versierde eierkoek (zie recept pagina 74) – Diner: 200 gram ovenfrites, 200 gram sla – 's Avonds: 1 glas rode wijn of 1 glas jus d'orange met 3 toastjes met filet américain of 20+ smeerkaas

**Zondag**
Ontbijt: 2 beschuitjes met halvarine en 2 x beleg 20+ smeerkaas en 1 glas verse jus d'orange – Tussendoor: 1 Liga Evergreen – Lunch: 1 kop heldere soep met 1 volkoren pistolet met halvarine en 1 x kipfilet – Tussendoor: 1 fruitsalade (1 appel, 1 mandarijn, 1 kiwi) – Diner: stevige spinazieomelet (zie recept) plus 1 warme pistolet – 's Avonds: 1 glas rode wijn of 1 glas jus d'orange

# VRAGEN VAN DE WEEK

***Hoeveel calorieën moet ik verbranden om 1 kilo lichaamsvet kwijt te raken?***

Na een uitgebreid etentje kun je gemakkelijk twee kilo aankomen. Deze kilo's bestaan grotendeels uit vocht. Na het eten van honderd gram chips met ongeveer vijfhonderd calorieën zal de weegschaal al snel een pond meer aanwijzen. Daardoor houdt het lichaam namelijk een grote hoeveelheid vocht vast. Het voordeel van deze extra pond is dat je hem snel kunt kwijtraken; het extra vocht plas je de volgende dag alweer uit. Met lichaamsvet ligt dat heel anders. Om 1 kilo lichaamsvet kwijt te raken, moet je zevenduizend calorieën minder eten of extra verbranden! Probeer dus niet te vet te eten.

***Mag je in de winter meer eten dan in de zomer?***

Tijdens koude winterdagen verbruikt je lichaam extra energie om de lichaamstemperatuur op peil te houden. Maar, dit geldt niet voor een centraal verwarmde omgeving van 20 °C. In de winter heb je alleen meer eten nodig als je vaak buiten in de kou bent. Kou maakt hongerig waardoor je vanzelf meer gaat eten. Wel is het zo dat je in de winter ander voedsel nodig hebt dan in de zomer. Winterse groentesoorten zoals kool, spruitjes en winterwortelen zitten bijvoorbeeld boordevol beschermende stoffen die je 's winters hard nodig hebt. Hetzelfde geldt voor zomerfruit en groenten. Als je zoveel mogelijk producten van het seizoen eet, zit je altijd goed.

***Is koffiepoeder minder vet dan halfvolle koffiemelk?***

Halfvolle koffiemelk is magerder dan koffiepoeder. Let wel op het 'scheutje melk' dat je in je koffie doet. Ik geef de voorkeur aan halfvolle melk: even opwarmen en opkloppen en dat op je koffie gieten. Het bevat namelijk veel minder vet. Strooi er nog wat cacao overheen en je hebt een heerlijke cappuccino.

**THEMA: STOELGANG**

Een slechte stoelgang kan verschillende oorzaken hebben zoals spanningen, onvoldoende lichaamsbeweging, en/of een verkeerde voeding. Vezelrijke producten zijn goed voor je darmen, maar zorg ook dat je genoeg drinkt. Om de darmen goed in beweging te houden, moet je twee liter water per dag drinken. Begin 's morgens met een glas lauwwarm water op de nuchtere maag. Een half uur voor de maaltijd kun je een glas bietensap drinken. Vermijd het gebruik van verstoppende voedingsmiddelen, zoals geraffineerde producten (witbrood, witte rijst en koek). Helaas bestaan er geen wondermiddelen en het is onverstandig om met laxeermiddelen te experimenteren. Laxeerkruiden zoals rabarberwortel en sennablad prikkelen de darmen waardoor ze geïrriteerd raken en uiteindelijk hun normale werking verliezen. De darmen moeten zelfstandig goed functioneren. Dit bereik je door een combinatie van vezelrijke voeding, voldoende ontspanning en lichaamsbeweging. Lichaamsbeweging is een natuurlijke massage van de buik en dit heeft een positief effect op de stoelgang. Wil je de natuur toch een handje helpen? Doe dan een lepel lijnzaad door de yoghurt of eet een paar gewelde pruimen bij het ontbijt. Wat ook helpt: ontbijten met drie kiwi's.

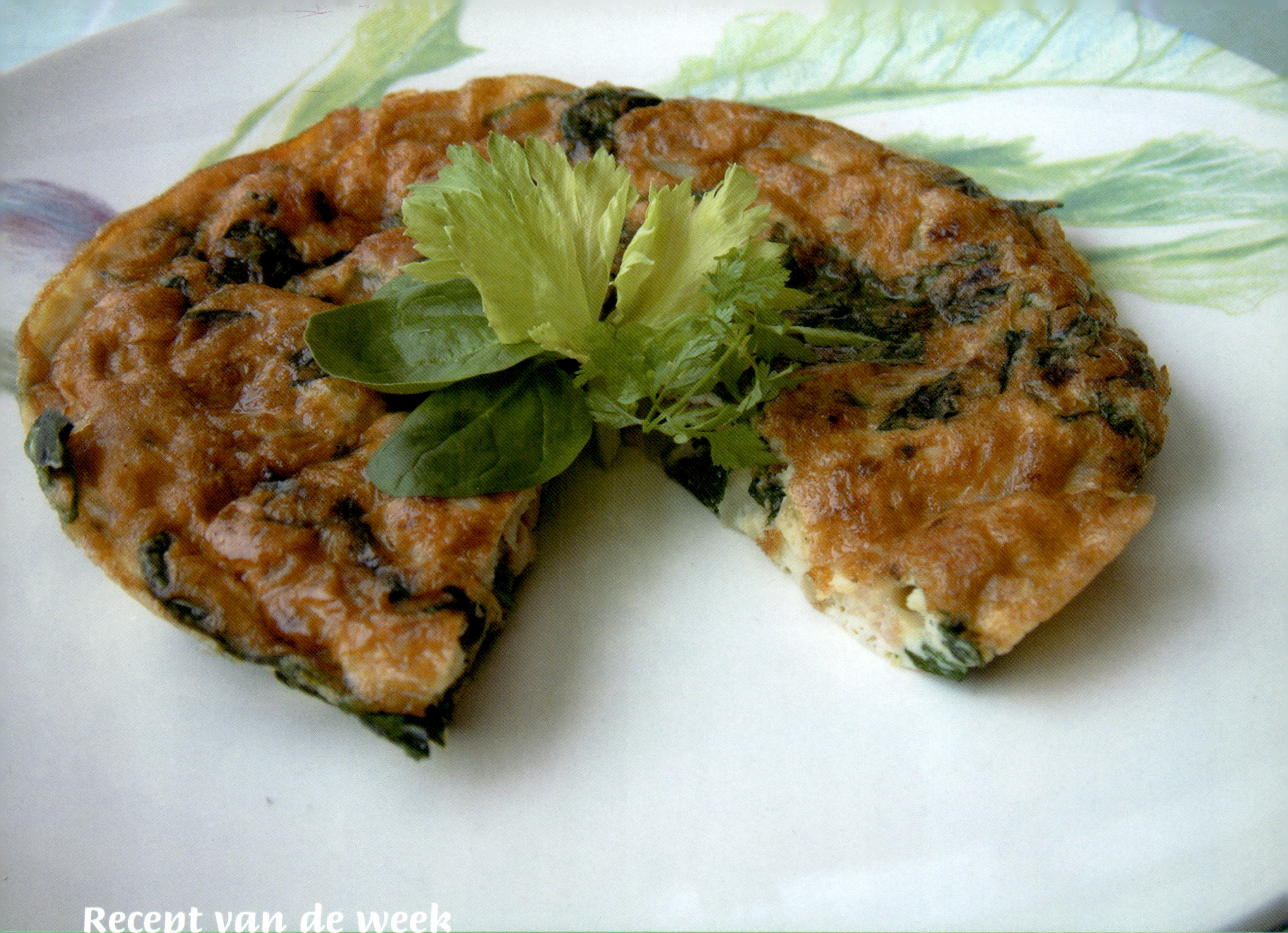

## Recept van de week

***stevige spinazieomelet voor 4 personen***

*0,5 pak Iglo bladspinazie, 1 grote aardappel, 1 ui, 1 teentje knoflook, 50 gram achterham, 2 eetlepels olijfolie, 4 eieren, zout en peper*

*Verwarm de spinazie in een pannetje circa tien minuten op laag vuur. Schil de aardappel en snijd hem in kleine blokjes. Pel en snipper de ui en knoflook. Snijd de achterham ook in kleine stukjes. Verhit de olie in de koekenpan en bak de aardappeltjes circa zes minuten. Voeg de ui, knoflook en ham toe en bak dit zo'n vijf minuten mee tot de uien zacht zijn en de aardappels gaar. Klop de eieren los. Meng het aardappelmengsel en de spinazie er doorheen. Breng het geheel op smaak met zout en peper. Doe het mengsel in de koekenpan en bak het zo'n vijf minuten op matig vuur. Laat de omelet op een deksel glijden en keer hem om in de pan. Bak nog één tot twee minuten. Snijd de omelet in punten.*

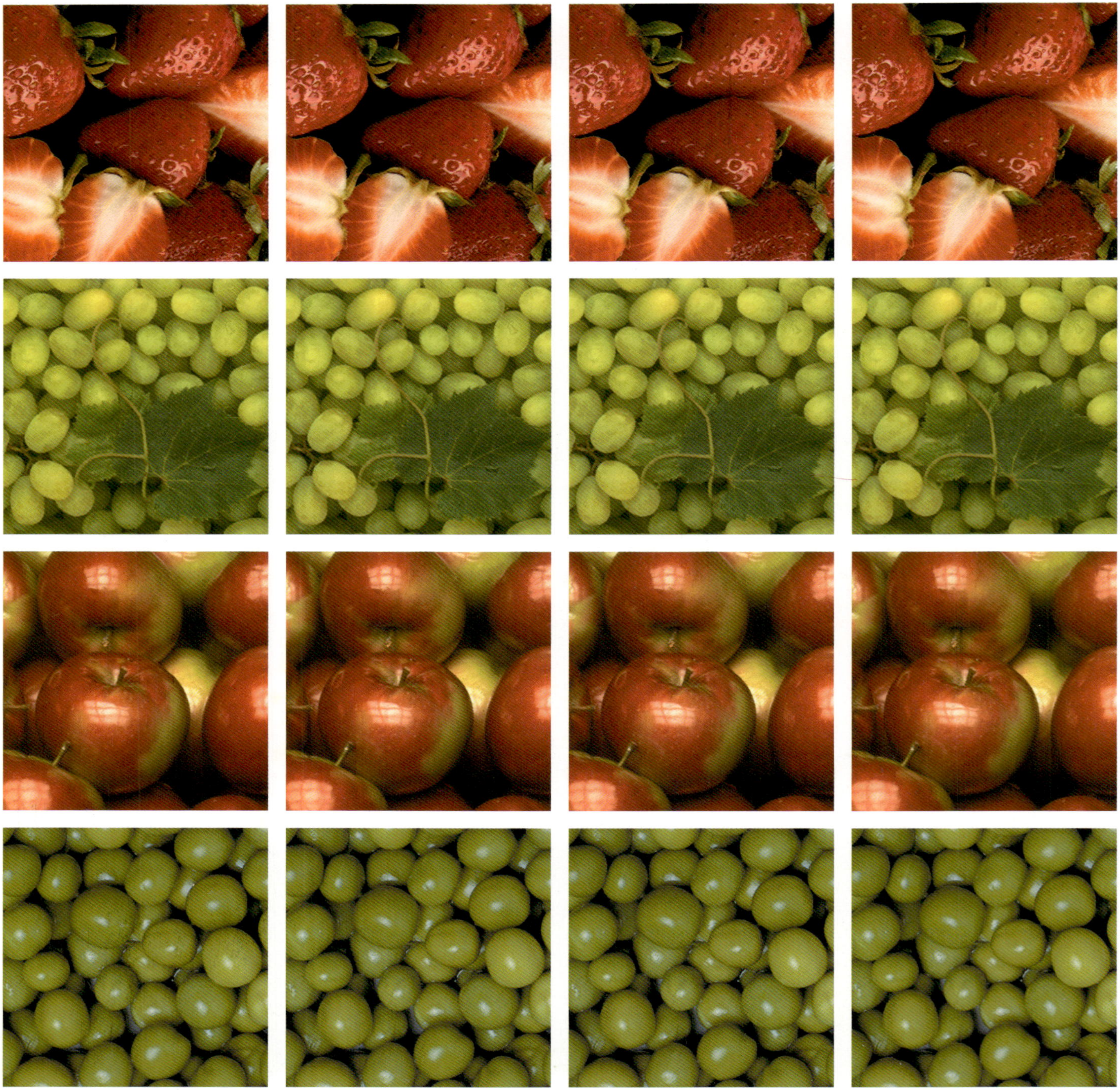

# hoofdstuk 4

# Verhaal uit de praktijk

ELLEN

**Sporten moet leuk blijven**

*Ellen, 20 jaar, was dol op sporten. Ze ging gemiddeld vijf keer per week naar de sportschool en fietste elke dag zo'n vijftien kilometer naar haar werk. Wie zoveel sport, moet ook genoeg energie binnenkrijgen via voeding. Ellen ging steeds meer sporten, ze raakte erdoor geobsedeerd. Als ze niet gesport had, kreeg ze een schuldgevoel, bang dat ze niet genoeg calorieën verbrandde.*

*Het is juist goed voor je lichaam om minimaal één rustdag per week in te lassen. Dan kan je lichaam weer bijtanken. Ellen was zo gretig met afvallen en sporten dat het mis ging: tijdens haar aerobicsles viel ze flauw. Pas daarna realiseerde ze zich dat ze te weinig at in verhouding tot haar beweging. Gelukkig liep het met een sisser af. Zorg altijd dat je genoeg hebt gegeten als je gaat sporten. Je gezondheid staat voorop!*

**THEMA: DRINKEN**

Ons lichaam heeft per dag zo'n anderhalf tot twee liter vocht nodig. Op hete zomerdagen en na het sporten zelfs een halve liter meer. Koffie en thee tellen mee, maar zijn minder effectief. Water spoelt het lichaam schoon en vult het vochtverlies snel aan. Dit is van levensbelang omdat je ruim een liter water per dag verliest via urine, huid en longen. Water is één van de weinige vloeistoffen die de maag direct doorsluist naar de darmen waar het snel wordt opgenomen. Vind je water een koude plens? Probeer gekookt water zonder theezakje. Of meng water met wat citroen- of vruchtensap.

Veel mensen drinken liever flessenwater omdat het zachter van smaak is dan kraanwater. Het zou bovendien minder nitraten bevatten, maar dat is niet altijd zo. De concentraties nitraten variëren per merk: van minder dan 1 mg tot 32 mg per liter. Flessenwater en bepaalde soorten spuitwater kunnen ook veel natrium bevatten, wat kan bijdragen aan een hoge bloeddruk. De concentraties variëren van een te verwaarlozen 5 g tot een ongezonde 114 g per liter! Controleer altijd het etiket. Bar le Duc bevat weinig natrium.

Tip: Is je urine 's avonds na 20.00 uur donker van kleur, dan drink je tekort. Op dat tijdstip moet het licht van kleur zijn.

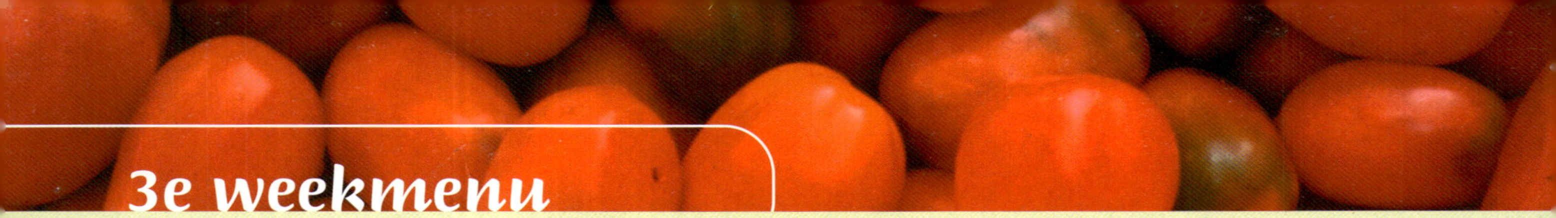

# 3e weekmenu

## Weekmenu: de derde week

De derde week is voor de meeste mensen een makkelijke week. Je zit goed in je ritme en je hongergevoel wordt al een stuk minder. Dat komt doordat je maag verkleint als je minder gaat eten. Als je 's morgens opstaat, kijk dan even in de spiegel en bedenk dat je er over een aantal weken veel slanker uitziet. Zelfverzekerd en slank! Spreek je zelf toe dat je er een succes van zult maken. Heb je een rotdag en kom je in de verleiding, bedenk dan dat je geen vuilnisbak bent. Neem je 'veilige' vrucht om de trek te neutraliseren. Echt, het helpt.

**VOOR DE VROUW**

**Maandag**

Ontbijt: 1 volkoren boterham met halvarine met 1 plak 30 + kaas, 1 glas jus d'orange – Tussendoor: 1 appel – Lunch: 3 crackers met halvarine, 1x filet américain, 1x kipfilet, 1 tomaat of komkommer, 1 glas halfvolle melk – Tussendoor: 1 Liga Evergreen – Diner: 225 gram Spaghetti á la Bolognese (zie recept) – 's Avonds: 1 plakje ontbijtkoek

**Dinsdag**

Ontbijt: 250 gram magere yoghurt met 2 eetlepels müsli of Kellog's K – Tussendoor: 1 rijstcracker met halvajam – Lunch: 2 beschuitjes met halvarine en 1 x appelstroop en 1 x vruchtenhagel met 1 glas grapefruitsap – Tussendoor: 1 beker warme chocolademelk light – Diner: 125 gram gekookte aardappelen, 200 gram gekookte witlof, 75 gram biefstuk, 1 scheplepel magere jus, bakje rauwkost met yoghurtdressing – 's Avonds: 1 plakje ontbijtkoek

**Woensdag**

Ontbijt: 2 crackers met halvarine en 2 x kipfilet – Tussendoor: 1 Liga Evergreen – Lunch: 2 appels, 1 kiwi en 1 sinaasappel met een opkikker – Tussendoor: 1 krentenbol – Diner: 125 gram gekookte aardappelen, 200 gram broccoli, 75 gram rundvlees, 1 scheplepel magere jus, 1 bakje rauwkost met yoghurtdressing – 's Avonds: 1 glas chocolademelk light of 1 glas Optimel drink

**Donderdag**

Ontbijt: 250 gram magere yoghurt met een schepje halvajam – Tussendoor: 1 rijstcracker met 30 + kaas – Lunch: 2 volkoren boterhammen met halvarine, 1 x gekookt ei en 1 x rosbief met 1 glas halfvolle melk – Tussendoor: 1 kiwi – Diner: 225 gram koolsalade (zie recept week 1) – 's Avonds: 1 speculaasje

**Vrijdag**

Ontbijt: 2 appels en 1 glas jus d'orange – Tussendoor: 1 speculaasje – Lunch: 1 tosti ham/kaas 30 + met 1 opkikker – Tussendoor: 1 glas chocolademelk light – Diner: 125 gram gekookte rijst, 200 gram roerbakgroente, 3 stokjes kipsaté (voorzichtig met de saus) – 's Avonds: 1 glas rode wijn of 1 glas jus d'orange met 3 toastjes met smeerkaas 20 +

**Zaterdag**

Ontbijt: 2 rijstcrackers met halvarine en 1 x vruchtenhagel en 1 x appelstroop – Tussendoor: 1 appel – Lunch: 1 pistolet gezond (kaas, ham, komkommer, tomaat) en 250 gram magere yoghurt – Tussendoor: 1 eierkoek – Diner: 125 gram gekookte rijst, 3 scheplepels Chicken Tonight Hawaï (potje) met 75 gram kipfilet – 's Avonds: 1 glas rode wijn of glas jus d'orange met een schaaltje Japanse mix (geen nootjes/pinda's)

**Zondag**

Ontbijt: 1 afbakpistolet met halvarine en 30+ kaas met 1 glas jus d'orange, 1 gekookt eitje – Tussendoor: niets – Lunch: 1 afbakpistolet met halvarine, 1 x achterham of 1 x rosbief met een kom kippensoep – Tussendoor: 1 trosje druiven (20 stuks) – Diner: 125 gebakken aardappelen in de olijfolie, 1 bakje rauwkost met yoghurtdressing, 100 gram kabeljauw – 's Avonds: 1 glas rode wijn of jus d'orange met 1 zakje Snack-a-Jack (rijstwafels met een smaakje) of 3 toastjes met 30+ kaas

**VOOR DE MAN**

**Maandag**
Ontbijt: 1 volkoren boterham met halvarine en 1 x 30 + kaas, 1 glas jus d'orange – Tussendoor: 1 appel – Lunch: 3 crackers met 2 x filet américain, 1 x kipfilet, 1 glas halfvolle melk – Tussendoor: 1 Liga Evergreen – Diner: 250 gram Spaghetti á la Bolognese (zie recept) – 's Avonds: 1 plakje ontbijtkoek

**Dinsdag**
Ontbijt: 250 gram magere yoghurt met 2 eetlepels müsli of Kellog's K – Tussendoor: 1 rijstcracker met halvajam – Lunch: 2 beschuitjes met halvarine en 1 x appelstroop en 1 x vruchtenhagel met 1 glas grapefruitsap – Tussendoor: 1 beker warme chocolademelk light – Diner: 150 gram gekookte aardappelen, 200 gram gekookte witlof, 75 gram biefstuk, 1 scheplepel magere jus, een bakje rauwkost met yoghurtdressing – 's Avonds: 1 plakje ontbijtkoek met halvarine

**Woensdag**
Ontbijt: 2 crackers met halvarine en 2 x kipfilet – Tussendoor: 1 Liga Evergreen – Lunch: 2 appels, 1 kiwi en 1 sinaasappel met een opkikker – Tussendoor: 1 krentenbol – Diner: 150 gram gekookte aardappelen, 200 gram broccoli, 75 gram rundvlees, 1 scheplepel magere jus, bakje rauwkost met yoghurtdressing – 's Avonds: 1 glas chocolademelk light of 1 glas Optimel drink

**Donderdag**
Ontbijt: 250 gram magere yoghurt met een schepje halvajam – Tussendoor: 1 rijstcracker met 30+ kaas – Lunch: 2 volkoren boterhammen met halvarine, 1 x gekookt ei en 1 x rosbief met 1 glas halfvolle melk – Tussendoor: 1 kiwi – Diner: 250 gram koolsalade (zie recept week 1) – 's Avonds: 1 speculaasje

**Vrijdag**
Ontbijt: 1 krentenbol met 1 glas jus d'orange – Tussendoor: 1 speculaasje – Lunch: 1 tosti ham/kaas 30+ met 1 opkikker – Tussendoor: 1 glas chocolademelk light – Diner: 150 gram gekookte rijst, 200 gram roerbakgroente, 3 stokjes kipsaté (voorzichtig met de saus) – 's Avonds: 1 glas rode wijn of 1 glas jus d'orange met 3 toastjes met smeerkaas 20 +

**Zaterdag**
Ontbijt: 2 rijstcrackers besmeerd met halvarine en 1 x vruchtenhagel en 1 x appelstroop – Tussendoor: 1 appel – Lunch:

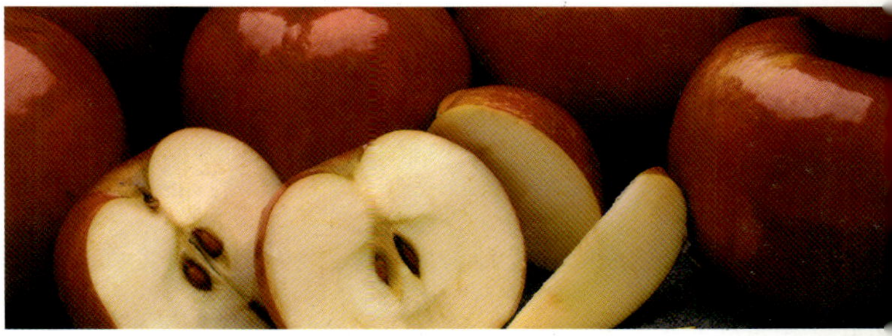

1 pistolet gezond (kaas, ham, komkommer, tomaat) en 250 gram magere yoghurt – Tussendoor: 1 eierkoek – Diner: 150 gram rijst, 3 scheplepels Chicken Tonight Hawaï (potje) met 75 gram kipfilet – 's Avonds: 1 glas rode wijn of glas jus d'orange met een schaaltje Japanse mix (geen nootjes/pinda's)

**Zondag**
Ontbijt: 1 afbakpistolet met 30+ kaas met 1 glas jus d'orange, 1 gekookt eitje – Tussendoor: niets – Lunch: 1 afbakpistolet met halvarine, 1 x achterham of 1 x rosbief met een kom kippensoep – Tussendoor: 1 trosje druiven (20 stuks) – Diner: 150 gram gebakken aardappelen in de olijfolie, 1 bakje rauwkost met yoghurtdressing, 100 gram kabeljauw – 's Avonds: 1 glas rode wijn of jus d'orange met 1 zakje Snack-a-Jack (rijstwafels met een smaakje) of 3 toastjes met 30+ kaas

*Achter de branding ligt de haven. Zet door!*

# VRAGEN VAN DE WEEK

***Wat kan ik het beste nemen voor het sporten?***

Neem van tevoren je tussendoortje, bijvoorbeeld een Evergreen, een plakje ontbijtkoek of een banaan. Word je tijdens het sporten flauw, neem dan een sportdrankje. Met deze koolhydraten opgelost in water tank je vocht én koolhydraten bij, een prima brandstof voor sporters. Deze drankjes – Isostar, Extran of AA-Drink – vind je in de supermarkt. Je kunt ze ook zelf maken. Vul 40-50 ml Roosvicé aan met water tot een halve liter en breng het op smaak met citroensap.

***Hoe kan ik mijn stofwisseling versnellen?***

Daarvoor moeten we meer bewegen! Als je elke dag minstens een half uur beweegt, gaat je conditie met sprongen vooruit. Voor de verbranding van vetten is zuurstof nodig. De populairste sport onder vrouwen is wandelen en fietsen. Ik raad aan dit te combineren met grondoefeningen. Doe om de dag een kwartier grondoefeningen, daar profiteert je lichaam behoorlijk van. Wandelen is bijzonder goed voor je lijn. Met een actieve wandeling in een stevig tempo van een half uur verbrand je al snel ongeveer 150 calorieën. Je verhoogt bovendien je ruststofwisseling, de hoeveelheid energie die het lichaam in rust nodig heeft voor lichaamsprocessen zoals de hartslag en spijsvertering. De ruststofwisseling is tijdens en na het bewegen ongeveer tien procent hoger dan normaal. Wie na het wandelen uitrust, heeft nog een tijdje een hogere ruststofwisseling en verbrandt extra calorieën. Een wandelconditie bouw je rustig op. Begin met korte wandelingen van ongeveer vijftien minuten in een rustig tempo. Wie een goede basisconditie heeft, begint met twee keer per week een kwartier. Breid dit uit naar vier keer per week. Vervolgens verleng je de tijd tot een dagelijkse wandeling van een half uur. Let op: van sporten val je niet af als je vasthoudt aan slechte voedingsgewoonten! Sporten versnelt het afslankproces en draagt bij aan een evenwichtige stofwisseling.

***Wat zijn goede buikspieroefeningen?***

Buikspieren zijn erg belangrijk om strak in het vel te zitten. Ik geef de voorkeur aan buikspieroefeningen met behulp van de abroller; met dit apparaat – te koop bij de sportzaak – kun je de buikspieren effectief trainen, terwijl de nek wordt ontlast.

*Rechte buikspieren*
Basispositie: je gaat op je rug liggen met je armen boven aan het apparaat.

1. Trek je knieën op naar je borst en rol met het apparaat omhoog en omlaag. Uitademen als je omhoog rolt. Inademen als je naar beneden gaat.
2. Knieën opgetrokken, voeten plat op de grond en rol met het apparaat omhoog en omlaag. Uitademen als je omhoog rolt. Inademen als je naar beneden gaat.
3. Maak fietsbewegingen met je benen en rol het apparaat omhoog en omlaag. Uitademen als je omhoog rolt. Inademen als je naar beneden gaat.

*Schuine buikspieren*

- Benen naar één kant, knieën op elkaar terwijl je omhoog rolt met het apparaat. Uitademen als je omhoog rolt. Inademen als je naar beneden gaat. Deze oefening kun je zwaarder maken door je knieën van de grond te tillen.

***Waarom krijg ik het zo koud tijdens de eerste weken?***

Na ongeveer twee weken kun je het sneller koud krijgen doordat de vetlaag geleidelijker dunner wordt. Deze had tot dan een isolerende werking. Benader dit proces positief: je vetverbranding is goed op gang.

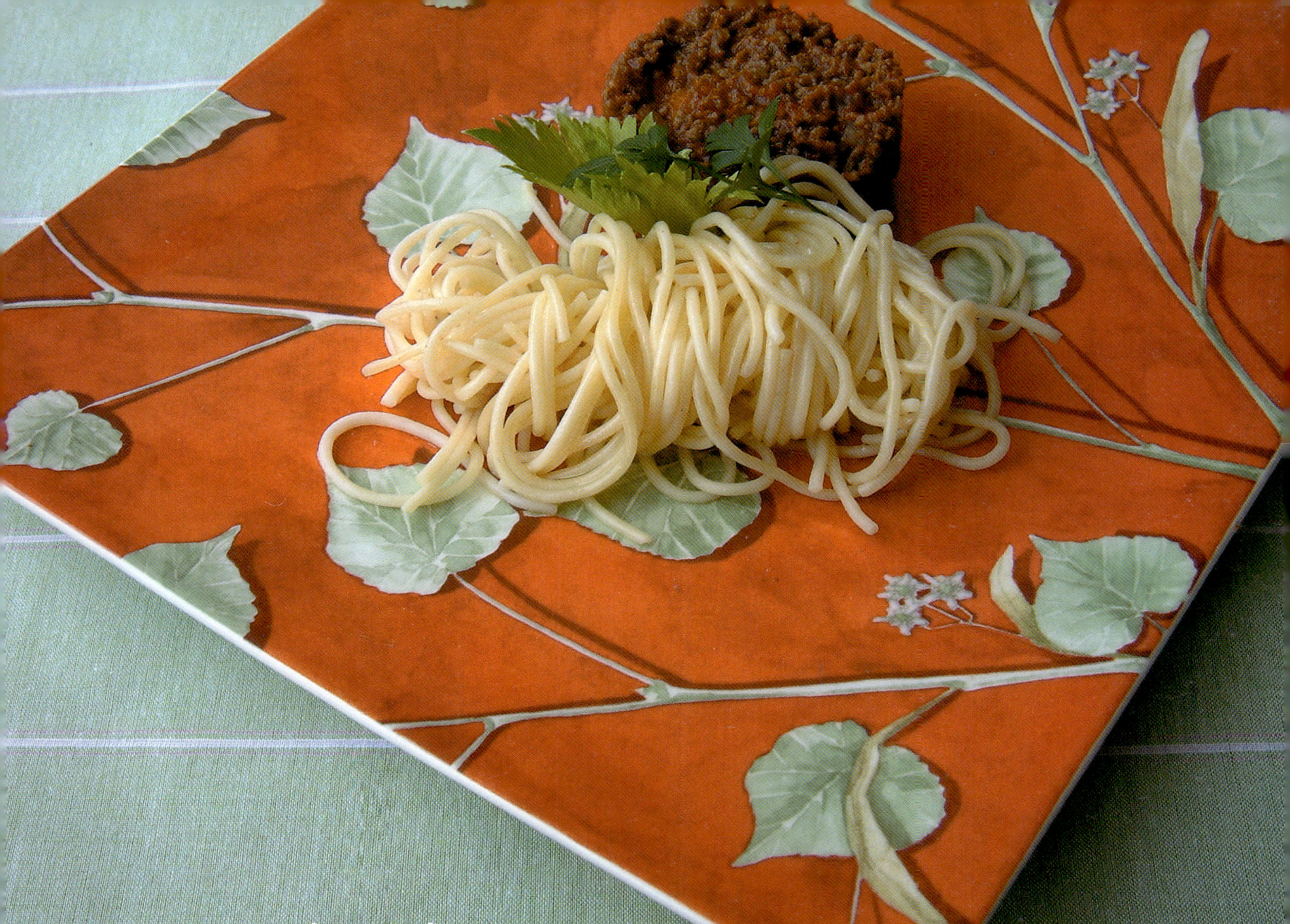

# Recept van de week

***Spaghetti á la Bolognese voor 4 personen***

*1 ui, 2 teentjes knoflook, 2 worteltjes, 1 stengel bleekselderij, 2 eetlepels olijfolie, 500 gram rundergehakt, 3 eetlepels ketchup, 1 dl rode wijn, 2 dl vleesbouillon en 500 gram spaghetti*

*Pel en snipper de ui en de knoflooktenen. Maak de wortels en de bleekselderij schoon en snijd ze in kleine stukjes.*

*Verhit de olie in de braadpan. Voeg het gehakt toe en bak dit circa 5 minuten. Schep de ui, knoflook, wortel en selderij erbij en bak alles nog zo'n 3 minuten mee. Voeg de wijn, bouillon, ketchup toe en breng het gehaktmengsel al roerende aan de kook. Laat de saus circa 30-45 minuten heel zachtjes sudderen. Serveer de saus met 120 gram spaghetti per persoon.*

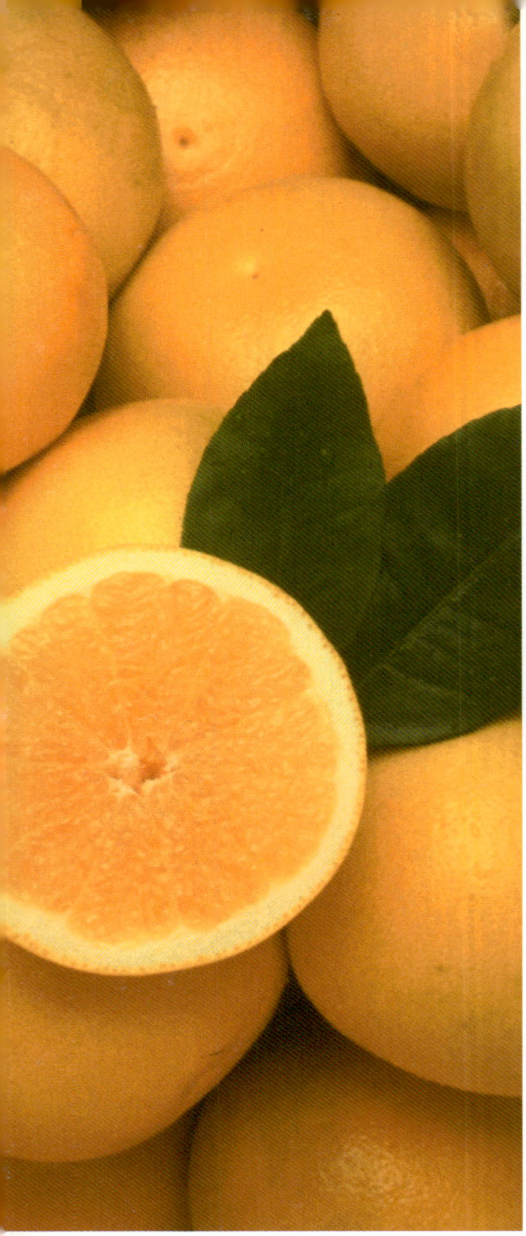

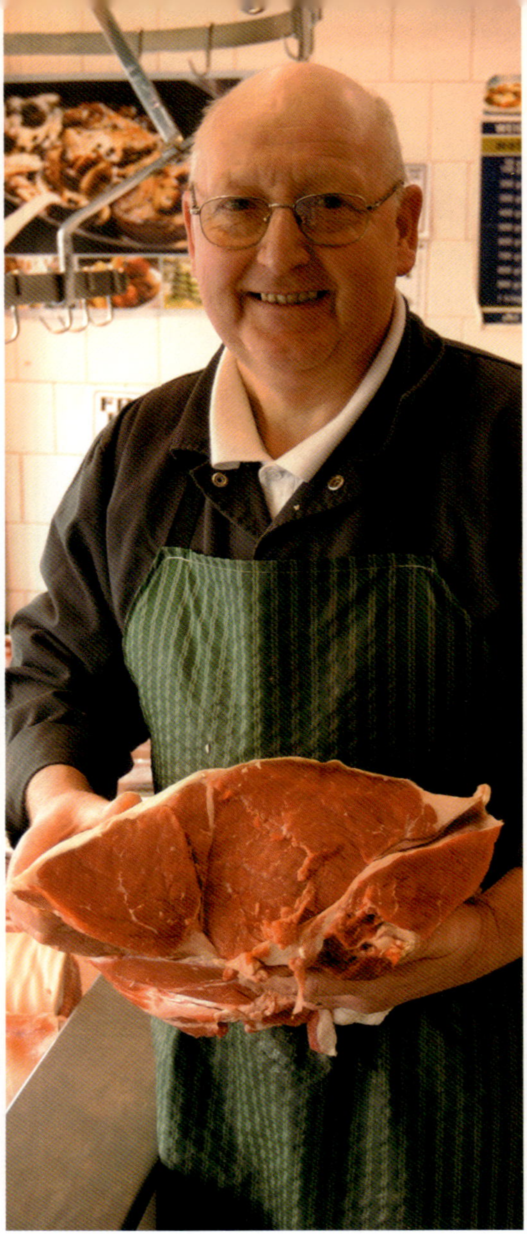

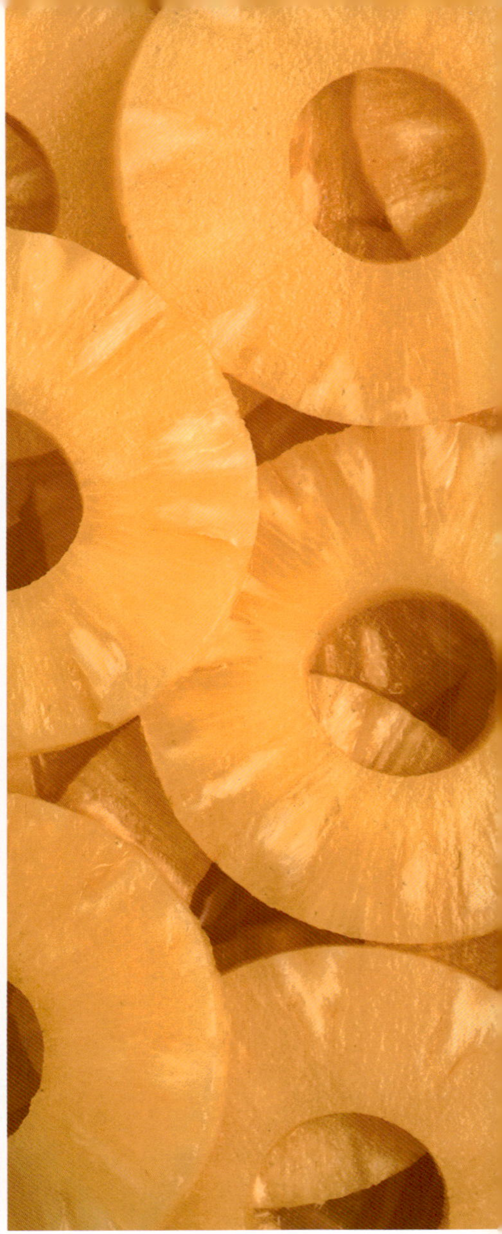

# hoofdstuk 5

# Verhaal uit de praktijk

FRANK

**Bier als boosdoener**

*Frank was een stevige man die erg van gezelligheid hield. Doordeweeks was hij streng voor zichzelf. Hij kon de hele dag niks eten en was daar best trots op. In het weekend dronk Frank een aantal biertjes met iets lekkers: een zakje nootjes, chips of een kroket. In de loop der jaren waren er veel kilo's aangekomen. Toch was Frank een sportfanaat die drie keer per week de sportschool bezocht. Waar lag het aan dat hij niet afviel?*

*Bier is een boosdoener. Het bevat alles wat niet goed is: alcohol, gas en bovenal de koolhydraat maltose. De effecten zijn bekend: een flinke buik, gewichtstoename, slechte adem en stoornissen in de spijsvertering. Ik adviseerde hem cola light met jonge jenever te drinken. Bij hartige trek kon hij Japanse mix nemen of een paar toastjes met 30+ kaas. Een week later bleek dat Frank twee kilo was afgevallen. Doordat hij succes had met zijn dieet en evengoed een borrel mocht drinken, volgden meer vrienden mijn dieetmethode, met succes. In sommige cafés in West-Friesland zitten nu groepen mensen aan de jonge jenever met cola light.*

**THEMA: ALCOHOL**

Alcohol wordt via de darmen in het lichaam opgenomen en verdeelt zich over het lichaamsvocht (bloed- en weefselvocht). Het wordt door de lever afgebroken met een snelheid van ongeveer een uur per glas. De rest circuleert in de tussentijd in het lichaam. De verwerking van drie glazen alcohol duurt dus minimaal drie uur. Een glas alcoholische drank bevat zo'n tien gram alcohol. Met alcoholische dranken neem je dus aardig wat calorieën op. Tegenwoordig zijn er ook alcoholvrije varianten op de markt, deze bevatten minder calorieën. Omdat alcohol zo snel en volledig geabsorbeerd en verbrand wordt, worden de daarvoor benodigde B-vitamines aan de stofwisselingsprocessen voor andere voedingsmiddelen onttrokken.

**Is wijn schadelijk voor mijn lichaam?**
Rode wijn is beter voor de bloedvaten dan witte wijn. Het draagt bovendien bij aan het voorkomen van hart- en vaatziekten, zo is wetenschappelijk aangetoond. CBS-onderzoek in achttien Westerse landen leert dat de sterfte als gevolg van een hartaanval het laagst is bij volkeren die gewoonlijk wijn drinken: in Frankrijk en Italië drie tot vijf keer lager dan in Noord-Europa. Rode wijn kan dus in beperkte hoeveelheden worden gedronken, zoals aangegeven in het menu. Het nadeel van witte wijn is dat het cellulitis veroorzaakt!

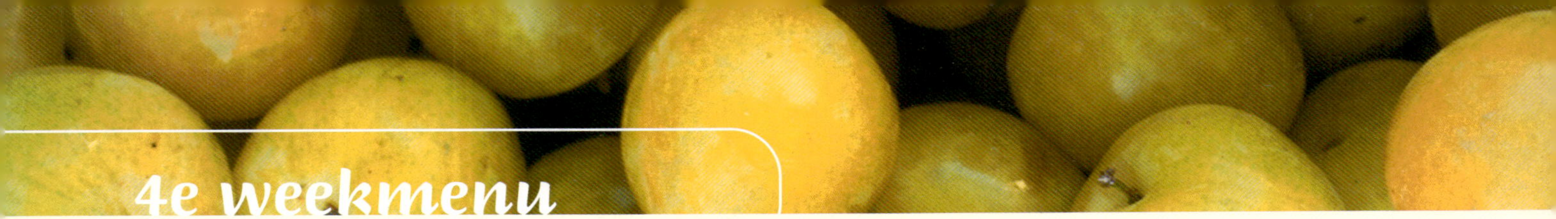

# 4e weekmenu

## Weekmenu: de vierde week

Als het goed is, moet je nu resultaat zien. Je broeken gaan al wat wijder zitten en je huid gaat er waarschijnlijk mooier uitzien. In het verlengde van het praktijkverhaal, wil ik je op het hart drukken om zuinig te doen met alcohol.

**VOOR DE VROUW**

**Maandag**
Ontbijt: 1 volkoren boterham met halvarine en vruchtenhagel – Tussendoor: 2 mandarijnen – Lunch: 1 x roggebrood met halvarine en 30+ kaas en 1 cracker met halvajam – Tussendoor: 250 gram magere yoghurt – Diner: 125 gram gekookte aardappelen, 200 gram bloemkool, 1 scheplepel magere jus, 75 gram karbonade (zie recept) 1 bakje rauwkost met yoghurtdressing – 's Avonds: 1 sinaasappel

**Dinsdag**
Ontbijt: 250 gram magere kwark – Tussendoor: 1 plakje ontbijtkoek – Lunch: 2 volkoren boterhammen met halvarine, 1 x kaas 30+ en 1 x kipfilet eventueel met een bakje rauwkost met yoghurtdressing – Tussendoor: 1 kiwi – Diner: 125 gram gebakken aardappelen gebakken in de olijfolie, 200 gram spinazie (geen á la crème), vandaag geen vlees, maar 1 gekookte eitje bij de spinazie – 's Avonds: 1 peer

**Woensdag**
Ontbijt: 1 cracker met halvajam – Tussendoor: 1 Liga Evergreen – Lunch: 250 gram magere kwark, 1 beschuitje met halvarine en vruchtenhagel – Tussendoor: 1 appel – Diner: 125 gram gekookte aardappelen, 200 gram bietjes, 100 gram kabeljauw en 1 scheplepel magere jus – 's Avonds: 1 beker warme chocolademelk light

**Donderdag**
Ontbijt: 1 beschuitje met halvajam en 1 plakje ontbijtkoek – Tussendoor: 1 appel – Lunch: 250 gram magere kwark met 2 scheplepels müsli of Kellog's K, 1 banaan – Tussendoor: 1 eierkoek – Diner: 225 gram gekookte mihoen met 75 gram kip met 1 bakje rauwkost met yoghurtdressing – 's Avonds: 1 speculaasje

**Vrijdag**
Ontbijt: 250 gram magere yoghurt met 4 schijven meloen er doorheen – Tussendoor: 1 appel – Lunch: 1 krentenbol en 1 cracker met halvarine en appelstroop – Tussendoor: 1 glas jus d'orange – Diner: 125 gram gekookte aardappelen, 200 gram wortelen, 75 gram groenteburger, 1 scheplepel magere jus – 's Avonds: 1 glas rode wijn of jus d'orange met 1 zakje Snack-a-Jack (rijstwafels met een smaakje)

**Zaterdag**
Ontbijt: 3 schijven meloen, 1 banaan – Tussendoor: 1 krentenbol – Lunch:250 gram magere yoghurt met 1 scheplepel halvajam en 1 cracker met filet américain – Tussendoor: 1 eierkoek – Diner: 2 kadetjes met 100 gram gebakken tartaar met champignons en uien met 1 glas halfvolle melk – 's Avonds: 1 glas rode wijn of jus d'orange en 4 toastjes besmeerd met kaas 30+

**Zondag**
Ontbijt: 2 geroosterde broodjes met halvarine, 1 x gekookt eitje en 1 x halvajam – Tussendoor: 1 plak ontbijtkoek – Lunch: 1 kop gebonden soep, 2 crackers met smeerkaas 20+ – Tussendoor: 1 peer – Diner: 125 gram ovenfrites, 100 gram biefstuk, 1 bakje rauwkost aangemaakt met wat kaasblokjes 30+ – 's Avonds: 1 beker warme chocolademelk light

## VOOR DE MAN

**Maandag**
Ontbijt: 2 volkoren boterhammen met halvarine, 1 x vruchtenhagel en 1 x halvajam – Tussendoor: 2 mandarijnen – Lunch: 1 x roggebrood met halvarine en 30+ kaas en 1 cracker besmeerd met halvajam – Tussendoor: 250 gram magere yoghurt – Diner: 150 gram gekookte aardappelen, 200 gram bloemkool, 1 scheplepel magere jus, 75 gram karbonade (zie recept) 1 bakje rauwkost met yoghurtdressing – 's Avonds: 1 sinaasappel

**Dinsdag**
Ontbijt: 250 gram magere kwark – Tussendoor: 1 plakje ontbijtkoek – Lunch: 2 volkoren boterhammen met halvarine, 1 x kaas 30+ en 1 x kipfilet eventueel met een bakje rauwkost met yoghurtdressing – Tussendoor: 1 kiwi – Diner: 150 gram gebakken aardappelen gebakken in de olijfolie, 200 gram spinazie (geen á la crème), vandaag geen vlees, maar 1 gekookte eitje bij de spinazie – 's Avonds: 1 peer

**Woensdag**
Ontbijt: 2 crackers met halvajam – Tussendoor: 1 Liga Evergreen – Lunch: 250 gram magere kwark, 1 beschuitje met halvarine en vruchtenhagel – Tussendoor: 1 appel en 1 peer – Diner: 150 gram gekookte aardappelen, 200 gram bietjes, 100 gram kabeljauw en 1 scheplepel magere jus – 's Avonds: 1 beker warme chocolademelk light

**Donderdag**
Ontbijt: 1 beschuitje met halvajam en 1 plakje ontbijtkoek – Tussendoor: 1 appel – Lunch: 250 gram magere yoghurt met 2 scheplepels müsli of Kellog's K en 1 banaan – Tussendoor: 1 eierkoek – Diner: 250 gram gekookte mihoen met 75 gram kip met 1 bakje rauwkost met yoghurtdressing – 's Avonds: 1 speculaasje

**Vrijdag**
Ontbijt: 250 gram magere yoghurt met 4 schijven meloen – Tussendoor: 1 appel – Lunch: 1 krentenbol en 1 cracker met halvarine en appelstroop – Tussendoor: 1 glas jus d'orange en 1 peer – Diner: 150 gram gekookte aardappelen, 200 gram wortelen, 75 gram groenteburger, 1 scheplepel magere jus – 's Avonds: 1 glas rode wijn of jus d'orange met 1 zakje Snack-a-Jack (rijstwafels met een smaakje)

**Zaterdag**
Ontbijt: 3 schijven meloen, 1 banaan – Tussendoor: 1 krentenbol – Lunch: 250 gram magere yoghurt met 1 scheplepel halvajam en 1 cracker met filet américain – Tussendoor: 1 eierkoek – Diner: 2 kadetjes met 100 gram gebakken tartaar met champignons en uien, 1 glas halfvolle melk – 's Avonds: 1 glas rode wijn of jus d'orange en 4 toastjes met kaas 30+

**Zondag**
Ontbijt: 2 geroosterde broodjes met halvarine, 1 x gekookt eitje en 1 x halvajam – Tussendoor: 1 plak ontbijtkoek – Lunch: 1 kop gebonden soep, 2 crackers met smeerkaas – Tussendoor: 1 appel – Diner: 175 gram ovenfrites, 100 gram biefstuk, 1 bakje rauwkost aangemaakt met wat kaasblokjes 30+ – 's Avonds: 1 beker warme chocolademelk light

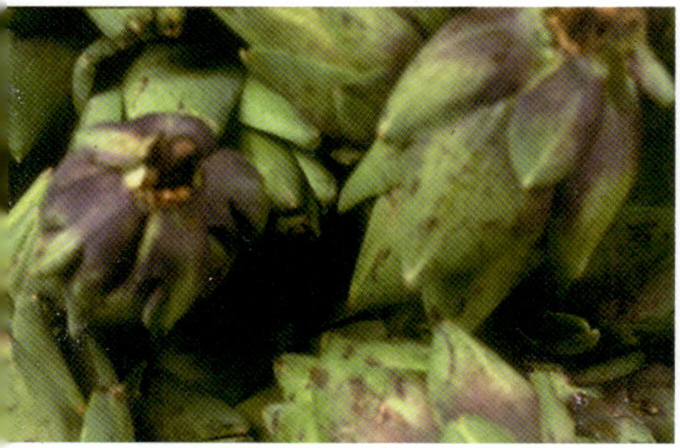
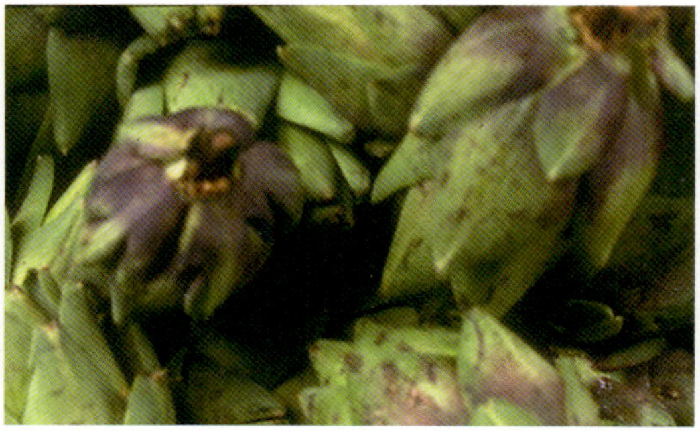
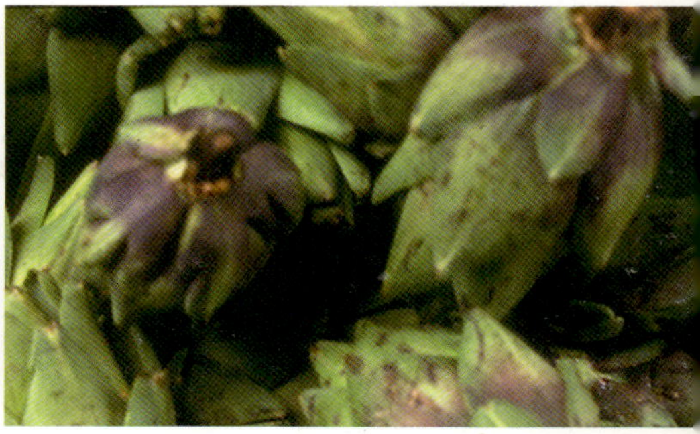

# VRAGEN VAN DE WEEK

***Tijdens de menstruatie weeg ik meer, hoe kan dat?***

Doordat de nieren in deze dagen weinig natrium afscheiden, houdt het lichaam meer water vast. De gewichtstoename bestaat dus niet uit vet, maar uit water. Na ongeveer drie dagen verdwijnt dit weer. Ga dus niet meer eten tijdens de menstruatie.

***Hoe hou ik het lijnen vol tijdens verjaardagen en feestjes?***

1. Houd het normale voedingspatroon aan. Sla geen maaltijd over om tijdens de verjaardag meer te kunnen nemen. Door een maaltijd over te slaan, krijg je trek waardoor het eten van lekkere hapjes uit de hand kan lopen.
2. Spreek van tevoren met jezelf af wat je wel wilt nemen en wat niet en hou je daar aan. Zo wapen je jezelf en zul je minder snel aan de verleiding toegeven.
3. Neem jezelf voor je niet te laten overhalen meer te nemen dan je van plan was en wees vastbesloten. Als je aarzelt, word je makkelijker over de grens getrokken.
4. Maak zoveel mogelijk gebruik van caloriearme hapjes en drankjes: komkommer, wortel, gekookt ei gewikkeld in rookvlees, kaas in plaats van worst. Blijf van vette hapjes af zoals pasteitjes van bladerdeeg, paling, gerookte zalm en frituurhapjes.
5. Neem je een vet product, zoals nootjes of chips, tel dan de aantallen en ga niet verder dan tien stuks.

***Caloriearme hapjes***

*Van 0 tot 5 calorieën per stuk*
1 asperge, 1 meloenblokje, 1 radijsje, 1 zout stokje, 1 klein toastje onbelegd, 1 rauwe wortel, stukje komkommer.

*Van 5 tot 15 calorieën per stuk*
1 plakje achterham met 1 stukje meloen, 1 toastje met kipfilet, 1 toastje met filet américain met wat rauwe uitjes.

*Van 15 tot 25 calorieën per stuk*
1 plakje fricandeau met 1 stukje perzik, 1 plakje rookvlees met 0,5 gekookt eitje, 1 handje Japanse mix, 1 stukje stokbrood zonder beleg, 1 klein toastje met eiersalade, 1 klein toastje met komkommersalade, 1 klein toastje met selderiesalade, blokje 30+ kaas.

**THEMA: WEET WAT JE EET**

*Voor 1 flesje bier (0.5 l) van ongeveer 225 kilocalorieën, moet je*
- 1 uur en 15 minuten wandelen;
- 40 minuten zwemmen;
- 35 minuten fietsen of
- 25 minuten hardlopen

*Voor 1 reep chocolade (100 gram) van ongeveer 525 kilocalorieën moet je*
- 3 uur wandelen;
- 1 uur en 40 minuten zwemmen;
- 1 uur en 20 minuten fietsen of
- 50 minuten hardlopen

*Voor 100 gram pinda's van ongeveer 630 kilocalorieën moet je*
- 3 uur en 30 minuten wandelen;
- 2 uur zwemmen;
- 1 uur en 40 minuten fietsen of
- 1 uur hardlopen

Dit liegt er niet om. Denk dus goed na voordat je zoiets in je mond stopt!

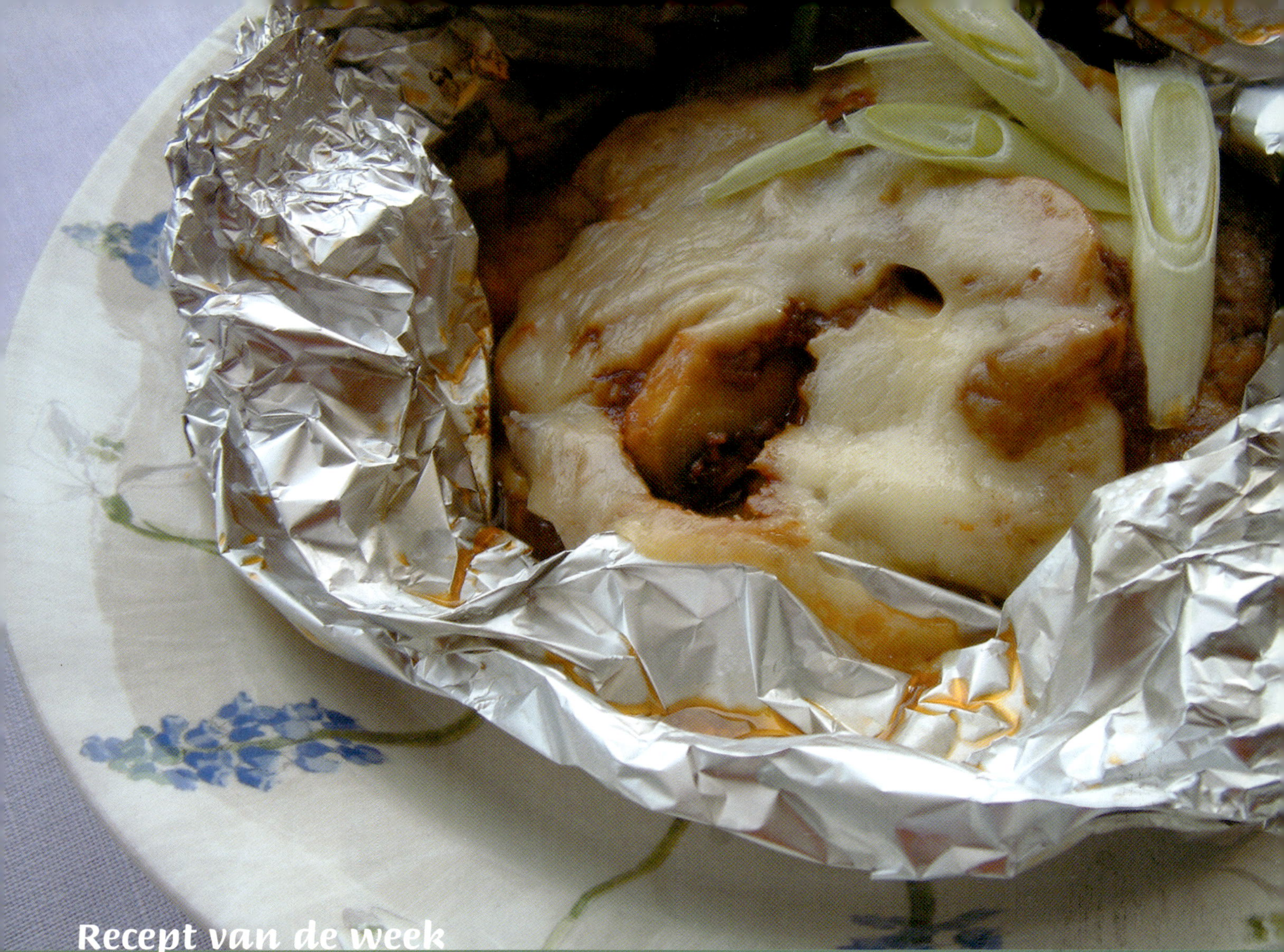

# Recept van de week

***karbonaden in folie voor 4 personen***

*4 schouderkarbonaden, 2 eetlepels olijfolie, 2 uien, 1 groot blik tomatenpuree, 250 gram champignons, 8 plakken 30+ kaas, 4 stukken aluminiumfolie, peper en zout*

*De karbonaden met peper en zout om en om aanbraden in de olijfolie. Intussen de uien en champignons snijden en zacht laten smoren in de olijfolie. Uien uit de pan nemen, overtollige olie uit de pan verwijderen en de uien weer terug in de pan doen. De tomatenpuree toevoegen en nog even omscheppen. Leg vier stukken aluminiumfolie op het aanrecht en leg op elk vel een plak kaas. Hierop een schep van het uienmengsel, daarna een karbonade. Nogmaals een schep van het uienmengsel met kaas. Vouw het geheel tot een pakje. Leg de pakjes ongeveer tien minuten in de oven. Eet smakelijk.*

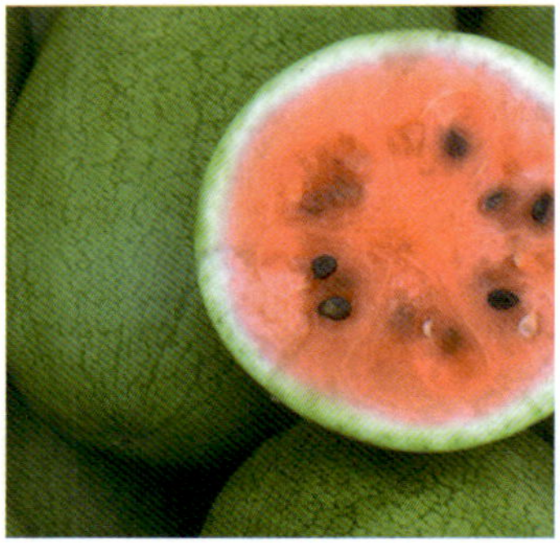
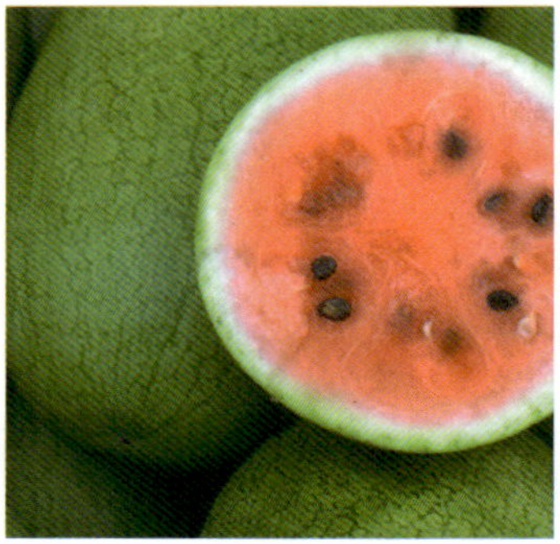
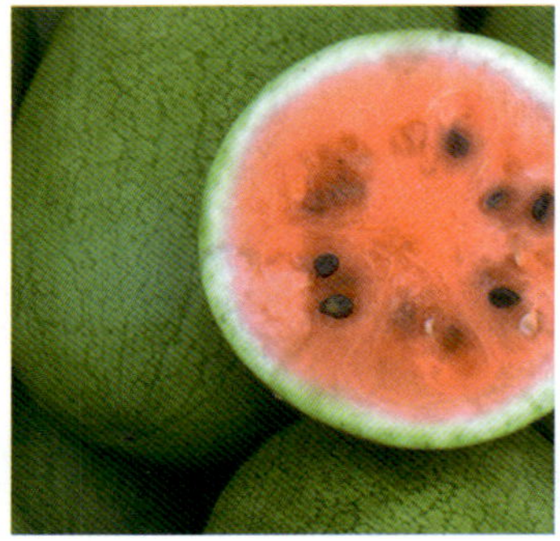
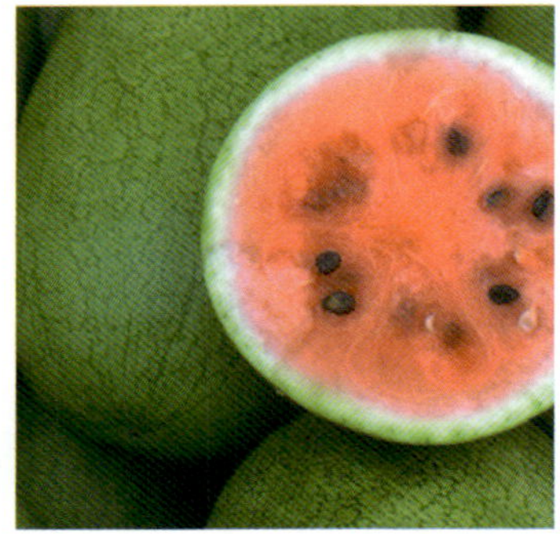
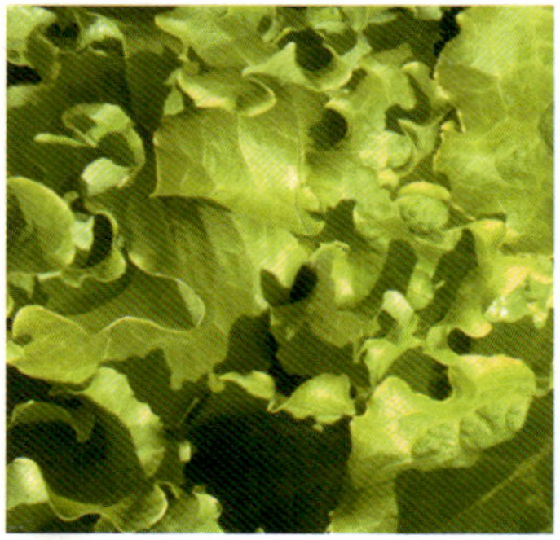
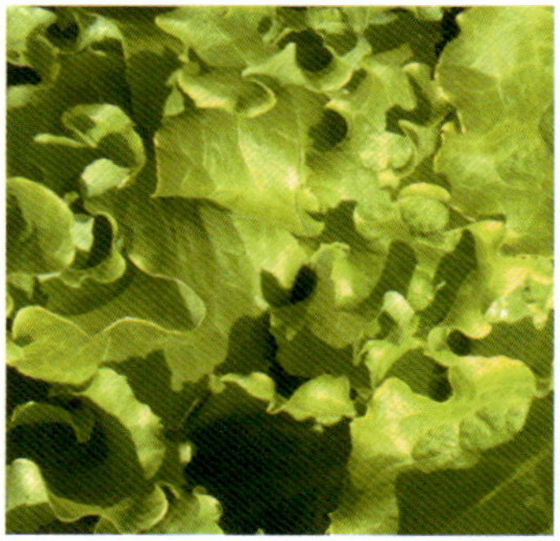
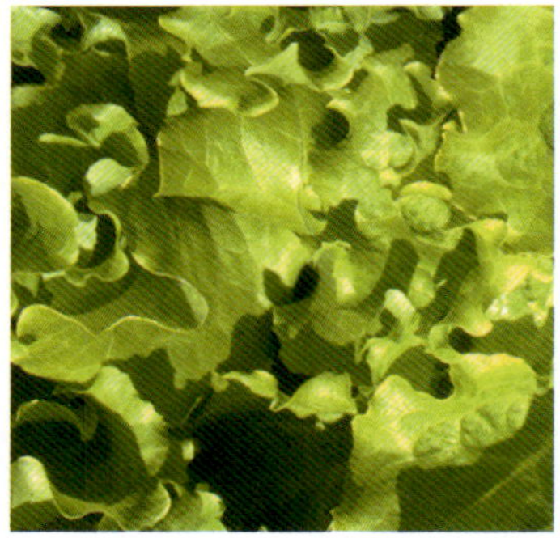
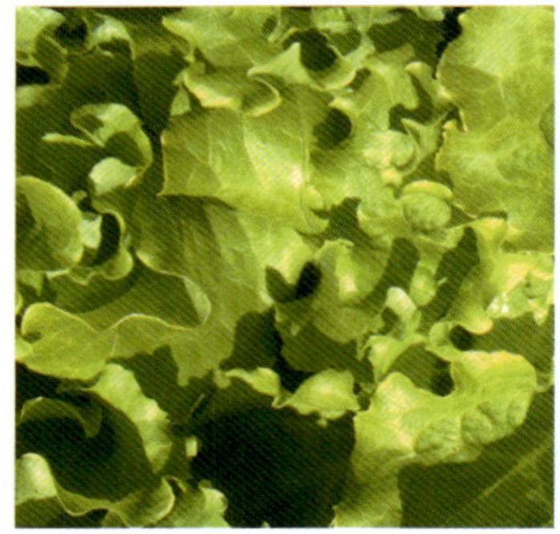
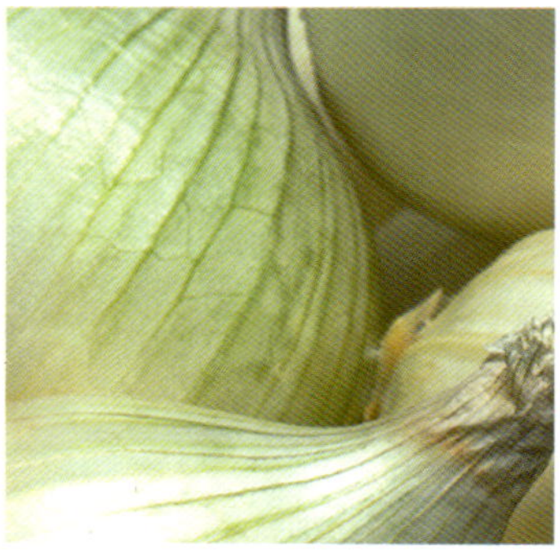
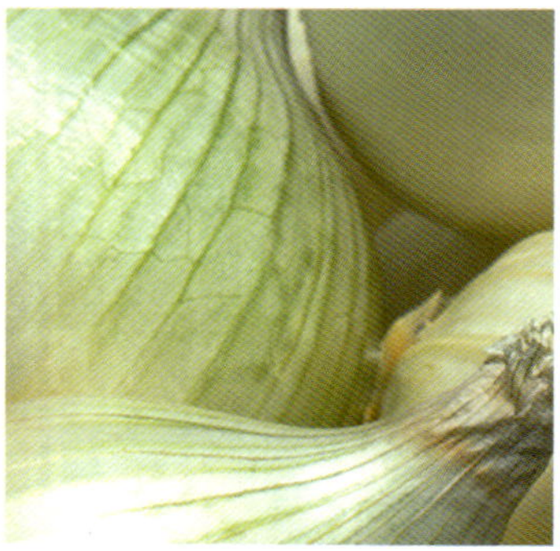
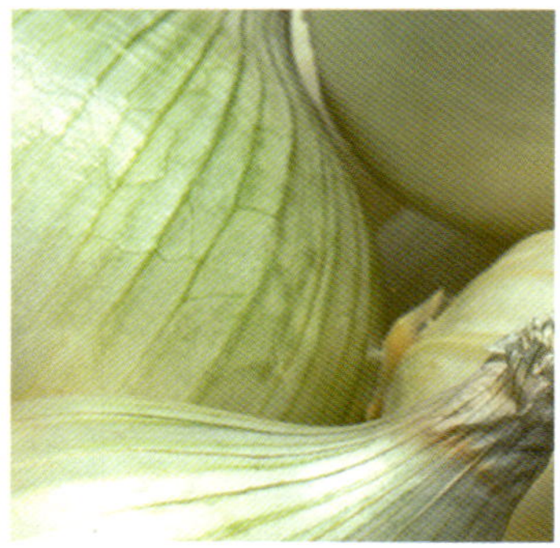
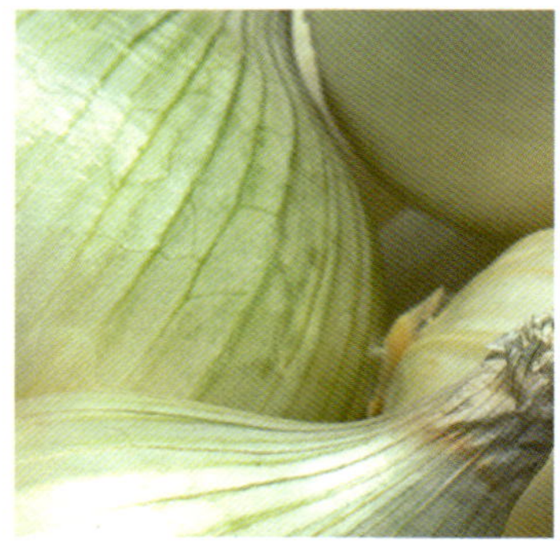
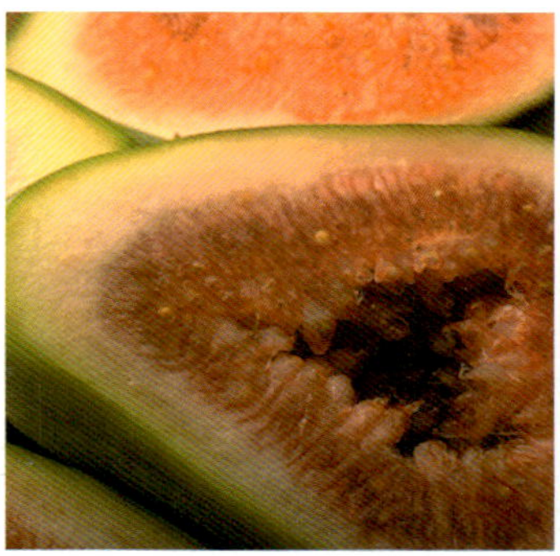
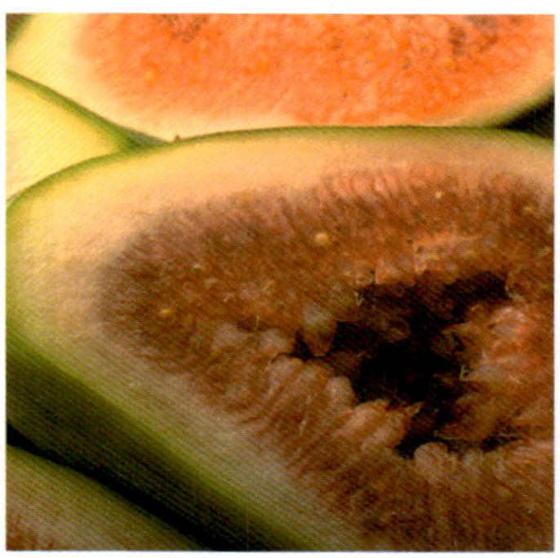
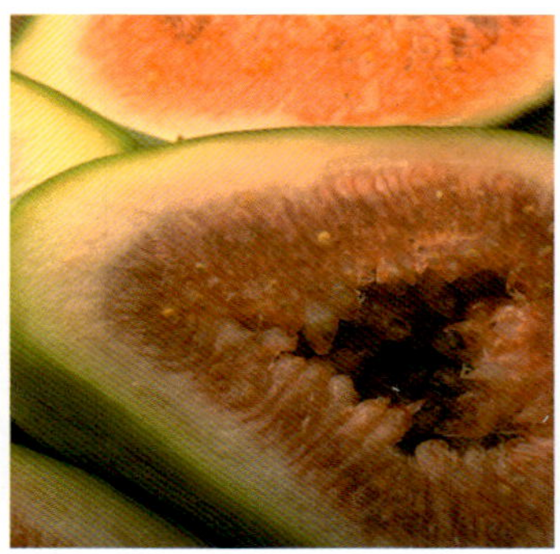
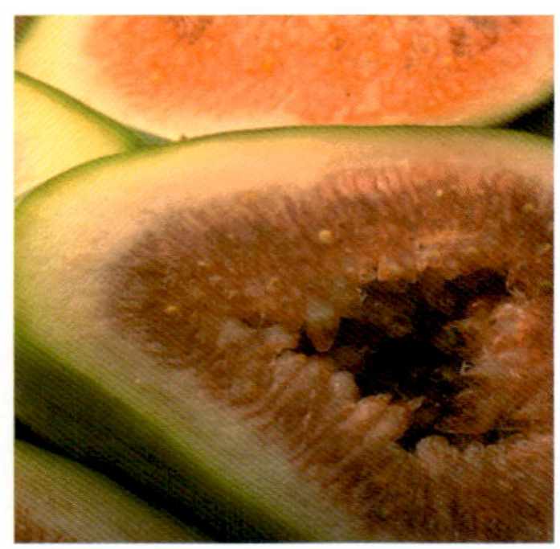

# Verhaal uit de praktijk

## MARCEL

**Druk, druk, druk ...**

*Marcel is vrijgezel en heeft een hectische baan als account manager. Hij komt vaak laat thuis, staat vroeg op en zit veel langs de weg. Tankstations hebben een magische aantrekkingskracht; je denkt aan een Mars of een broodje bal. Bij de MacDrive heb je binnen drie minuten een volledig Amerikaans lunchpakket van duizend calorieën op schoot. Deze verleidingen gelden ook voor Marcel. Op weg naar huis ging hij liever 'Driven' dan koken.*

*In de drie jaar dat hij op zichzelf woonde, had hij nog nooit gekookt. Hij was geen kookwonder en het koste hem teveel tijd. Er kon veel veranderen in Marcel's eetpatroon. Ik maakte een weekmenu op maat. Ook gaf ik hem de tip om pakjes Liga Evergreens in zijn dashboardkastje op te bergen. Zodra hij honger kreeg, mocht hij er één nemen. Elke week gaf ik hem makkelijke recepten mee. Omdat Marcel niet elke dag wilde koken, maakte hij drie keer per week grotere porties die hij verdeelde en invroor. Na een paar weken had Marcel veel variatie in zijn vriezer en kon hij eenvoudig verantwoord eten.*

*Inmiddels is hij twintig kilo afgevallen en hij voelt zich goed. Hij doet dingen die hij voorheen voor onmogelijk hield.*

**THEMA: LAAT ANDEREN HET OP HUN MANIER DOEN**

Raak er maar aan gewend: andere mensen proberen ook af te vallen en zij doen het op hun manier. De meeste zullen falen, maar hoe ze het ook doen, laat ze in hun waarde. Als je hoort dat iemand vijftien kilo is kwijtgeraakt door een dieet, kan dat je behoorlijk aan het wankelen brengen. Zo ken je vast wel iemand die niets anders eet dan rauwkost. Iemand anders leeft weer op maaltijdvervangers. Weer iemand anders sport vier uur per dag of telt de hele dag calorieën ... Laat ze maar lekker tellen. Jij hoeft alleen maar te proberen eten de juiste plek in je leven te geven. Ik kan je garanderen dat je na tien weken een positieve kijk op eten hebt gekregen.

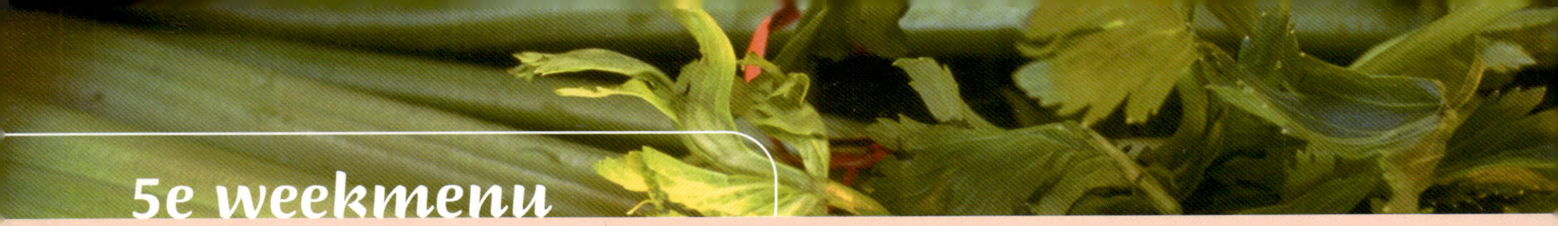

# 5e weekmenu

## Weekmenu: de vijfde week

Wanneer je een keer helemaal aan het eind van je krachten bent, ga dan niet bij de pakken neerzitten en reageer het niet af op eten. Ga hier op je eigen manier mee om. Als ik ga dansen op een goede cd voel ik mij daarna veel prettiger en ben ik het rotgevoel kwijt. Je kunt natuurlijk ook uit volle borst gaan zingen of je gympen pakken en een eind gaan hardlopen.

**VOOR DE VROUW**

**Maandag**
Ontbijt: 1 plak ontbijtkoek met halvarine – Tussendoor: 1 appel – Lunch: 1 volkoren tosti met een plak ananas (de ananas mag ook uit een blikje komen, op lichte siroop) – Tussendoor: 1 glas Optimel drink of 1 glas halfvolle melk – Diner: 125 gram gekookte aardappelen, 250 gram witlof, 75 gram rundergehaktbal, 1 scheplepel magere jus, bakje rauwkost met yoghurtdressing – 's Avonds: 250 gram magere kwark van Optimel

**Dinsdag**
Ontbijt: 2 rijstwafels met halvarine en halvajam, 1 glas jus d'orange – Tussendoor: 1 sinaasappel – Lunch: 250 gram Optimel yoghurt met 3 scheplepels Kellog's K of 1 beschuitje in de yoghurt, 1 opkikker – Tussendoor: 1 kiwi – Diner: 225 gram witte bonen in tomatensaus met 1 bakje rauwkost met yoghurtdressing – 's Avonds: 1 trosje druiven (20 stuks)

**Woensdag**
Ontbijt: 1 beschuitje met halvarine en halvajam – Tussendoor: 1 kiwi – Lunch: 2 volkoren boterhammen met halvarine, 1 x appelstroop en 1 x vruchtenhagel – Tussendoor: 250 gram magere kwark met 1 scheplepel müsli of Kellog's K – Diner: 225 gram gekookte volkoren macaroni met roerbakgroente en 75 gram kipfilet, bakje rauwkost met yoghurtdressing – 's Avonds: 1 eierkoek

**Donderdag**
Ontbijt: 2 cracottes met halvarine, 1 x appelstroop en 1 x vruchtenhagel – Tussendoor: 1 trosje druiven (20 stuks) of 1 kiwi – Lunch: 2 pitabroodjes met 1 plakje kipfilet, 1 plakje 30+ kaas en tomaat (even in de broodrooster en smullen maar) – Tussendoor: 1 glas Optimel drink – Diner: 125 gram gekookte aardappelen, 200 gram rode kool, 1 scheplepel magere jus en 75 gram entrecote – 's Avonds: 250 gram Optimel kwark

**Vrijdag**
Ontbijt: 2 crackers met halvarine, 1 x kipfilet en 1 x 30+ kaas – Tussendoor: 1 glas verse jus d'orange – Lunch: 1 krentenbol en 1 beschuitje met halvarine en vruchtenhagel, 1 glas halfvolle melk – Tussendoor: 1 plak kruidkoek met halvarine – Diner: 125 gram gekookte aardappelen, 250 gram sperziebonen, 75 gram tonijn of scholfilet, 1 scheplepel magere jus, bakje rauwkost met yoghurtdressing of aardappelsalade met gebakken vissticks (zie recept) – 's Avonds: 1 appel

**Zaterdag**
Ontbijt: 250 gram magere yoghurt met 1 scheplepel müsli of Kellog's K – Tussendoor: 1 Liga Evergreen – Lunch: 2 volkoren boterhammen met halvarine met als beleg een plak ontbijtkoek, 1 glas halfvolle melk – Tussendoor: 1 glas verse jus d'orange met 1 peer – Diner: 1 uitsmijter ham/kaas met een cup a soup naar keuze – 's Avonds: 1 glas rode wijn of 1 glas jus d'orange met een schaaltje Japanse mix (zonder nootjes)

**Zondag**
Ontbijt: 1 warme pistolet met halvarine en 1 x kipfilet, 1 x gekookt eitje en 1 glas jus d'orange – Tussendoor: streng! – Lunch: 1 tosti ham/kaas met 1 cup a soup – Tussendoor: 1 eierkoek – Diner: 125 gram gekookte zilvervliesrijst – 200 gram roerbakgroente en 75 gram kippenblokjes gemarineerd in zoete ketjap – 's Avonds: 1 appel

## VOOR DE MAN

**Maandag**
Ontbijt: 1 plak ontbijtkoek met halvarine – Tussendoor: 1 appel – Lunch: 1 volkoren tosti met een plak ananas (de ananas mag ook uit een blikje komen, op lichte siroop) – Tussendoor: 1 glas Optimel drink of 1 glas halfvolle melk – Diner: 125 gram gekookte aardappelen, 250 gram witlof, 75 gram rundergehaktbal, 1 scheplepel magere jus, bakje rauwkost met yoghurtdressing – 's Avonds: 250 gram magere kwark van Optimel

**Dinsdag**
Ontbijt: 2 rijstwafels met halvarine en halvajam, 1 glas jus d'orange – Tussendoor: 1 sinaasappel – Lunch: 250 gram Optimel yoghurt met 3 scheplepels Kellog's K of 1 beschuitje in de yoghurt, 1 opkikker – Tussendoor: 1 kiwi – Diner: 250 gram witte bonen in tomatensaus en 1 bakje rauwkost met yoghurtdressing – 's Avonds: 1 trosje druiven (20 stuks)

**Woensdag**
Ontbijt: 1 beschuitje met halvarine en halvajam – Tussendoor: 1 kiwi – Lunch: 2 volkoren boterhammen met halvarine, 1 x appelstroop en 1 x vruchtenhagel – Tussendoor: 250 gram magere kwark met 1 scheplepel müsli of Kellog's K – Diner: 250 gram volkoren macaroni met roerbakgroente en 75 gram kipfilet, bakje rauwkost met yoghurtdressing – 's Avonds: 1 eierkoek

**Donderdag**
Ontbijt: 2 cracottes met halvarine, 1 x appelstroop en 1 x vruchtenhagel – Tussendoor: 1 trosje druiven (20 stuks) of 1 kiwi – Lunch: 2 pitabroodjes met 1 x kipfilet, 1 x 30+ kaas en tomaat (even in de broodrooster en smullen maar) – Tussendoor: 1 glas Optimel drink – Diner: 150 gram gekookte aardappelen, 200 gram rode kool, 1 scheplepel magere jus en 75 gram entrecote – 's Avonds: 250 gram Optimel kwark

**Vrijdag**
Ontbijt: 2 crackers met halvarine, 1 x kipfilet en 1 x 30+ kaas – Tussendoor: 1 glas jus d'orange – Lunch: 1 krentenbol en 1 beschuitje met halvarine en vruchtenhagel, 1 glas halfvolle melk – Tussendoor: 1 plak kruidkoek met halvarine – Diner: 150 gram gekookte aardappelen, 200 gram sperziebonen, 75 gram tonijn of scholfilet, 1 scheplepel magere jus, bakje rauwkost met yoghurtdressing of aardappelsalade met gebakken vissticks (zie recept) – 's Avonds: 1 appel

**Zaterdag**
Ontbijt: 250 gram magere yoghurt met 1 scheplepel müsli of Kellog's K – Tussendoor: 1 Liga Evergreen – Lunch: 2 volkoren boterhammen met halvarine met als beleg een plak ontbijtkoek, 1 glas halfvolle melk – Tussendoor: 1 glas jus d'orange met 1 peer – Diner: 1 uitsmijter ham/kaas met een cup a soup naar keuze – 's Avonds: 1 glas rode wijn of 1 glas jus d'orange met een schaaltje Japanse mix (zonder nootjes)

**Zondag**
Ontbijt: 1 warme pistolet met halvarine, 1 x kipfilet, 1 x gekookt eitje en 1 glas jus d'orange – Tussendoor: streng! – Lunch: 1 tosti ham/kaas met 1 cup a soep – Tussendoor: 1 eierkoek – Diner: 150 gram gekookte zilvervliesrijst, 200 gram roerbakgroente en 75 gram kippenblokjes gemarineerd in zoete ketjap – 's Avonds: 1 appel

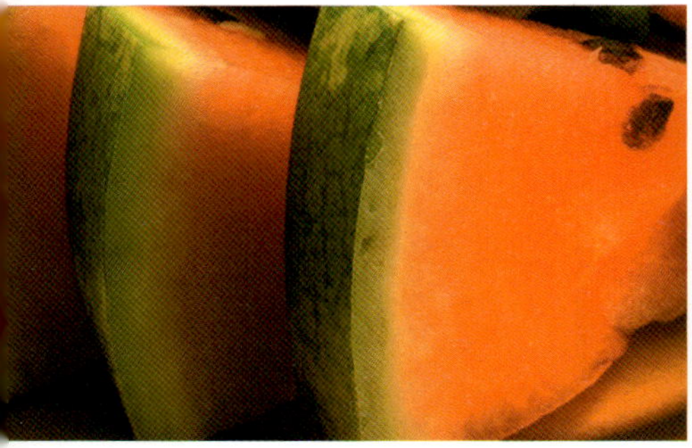
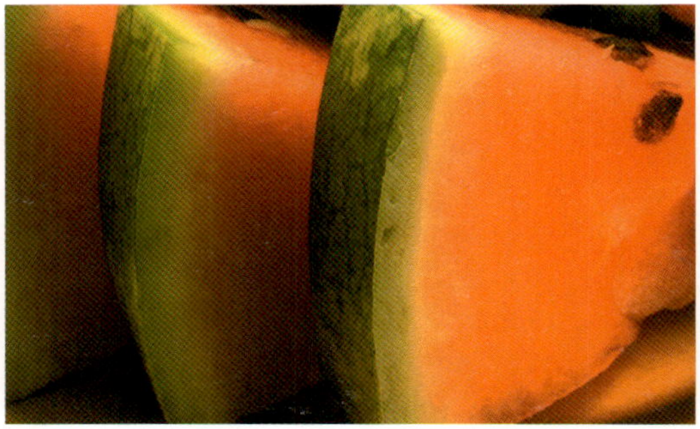
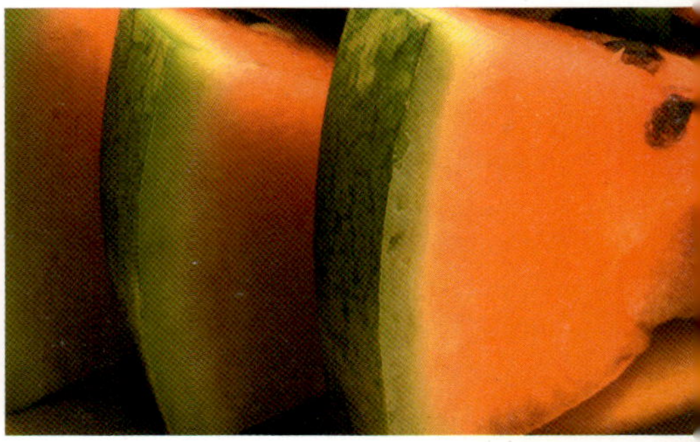

# VRAGEN VAN DE WEEK

***Kun je lijnen en toch uit eten gaan?***

Je kunt gezellig uit eten gaan zonder te veel, te vet of te zoet te eten. Een aantal tips:

- Kies vooraf een heldere soep, bouillon of een salade met vis of mager vlees. Pas op voor vette sausjes. Vraag bij een garnalencocktail of ze de saus apart serveren. Wees matig met de kruidenboter bij het broodmandje, dit is een echte dikmaker.
- Kies als hoofdgerecht mager vlees - zoals biefstuk, varkenshaas, kalfsoester - of vis, bijvoorbeeld tong, zalm of forel. Gegrild is mager, gepaneerde gerechten zijn extra vet. Sauzen bevatten ook vaak veel vet. Laat de saus apart serveren, dan kun je zelf bepalen hoeveel je neemt. Groenten passen er altijd bij, bij voorkeur zonder kaas of spek. Neem van de frites een klein schepje of kies voor pasta, rijst, een gekookte of gepofte aardappel.
- Wees voorzichtig met alcohol, vanwege de calorieën. Beperk je tot één glas tijdens je maaltijd en drink er water bij.
- Desserts als ijs, pudding, flensjes en kaneelparfaits bevatten veel calorieën, soms zelfs net zoveel als de hoofdmaaltijd. Je kunt beter een fruitsalade nemen. Een cappuccino is ook een prima keuze! Bezwijk je toch voor het toetje, deel het dan met anderen. En laat de slagroom achterwege.

*Tip: als je weet dat je uit eten gaat, vervang dan je tussendoortjes door 1 stuk fruit. En doe de dag daarna een fruitdag (zie hoofdstuk 7).*

***Wat kan ik eten bij de barbecue?***

Probeer kip te nemen (drie stokjes) en twee stukjes tartaar en vul dit aan met een lekkere salade. Neem er zo'n zes kale stokbroodjes bij. Kies voor de rode sauzen: ketchup, barbecuesaus of chillisaus. Achter in het boek vind je een overzicht van de meest voorkomende caloriebommen.

***Als ik 's morgens het ontbijt oversla, val ik dan nog sneller af?***

Goed ontbijten zorgt ervoor dat de stofwisseling op gang wordt gebracht. Dat is belangrijk als je de nodige kilo's wilt verliezen. Bovendien voorkom je zo dat je om een uur of tien honger krijgt en gaat snoepen. Niet te laat avondeten is trouwens ook heel belangrijk. 's Avonds verbrand je namelijk de minste calorieën.

***Is kwarktaart beter dan appeltaart?***

Dit is echt een fabel, in kwarktaart zitten juist veel calorieën omdat de helft bestaat uit slagroom. Neem liever een punt appeltaart zonder slagroom! Nog beter is een appelbeignet.

| **Gebak** | **Kcal** | **Vet** |
|---|---|---|
| Amandelbroodje, 60 gram | 260 | 14 gram |
| Appelbeignet, 55 gram | 90 | 8 gram |
| Appelflap, 100 gram | 400 | 26 gram |
| Appeltaart, 100 gram | 280 | 11 gram |
| Banketstaaf, 25 gram | 180 | 6 gram |
| Bossche bol, 75 gram | 250 | 19 gram |
| Chipolatataart, 100 gram | 300 | 18 gram |
| Donut, 55 gram | 230 | 15 gram |
| Gevulde speculaas, 30 gram | 140 | 8 gram |
| Kruimelvlaai, 110 gram | 200 | 8 gram |

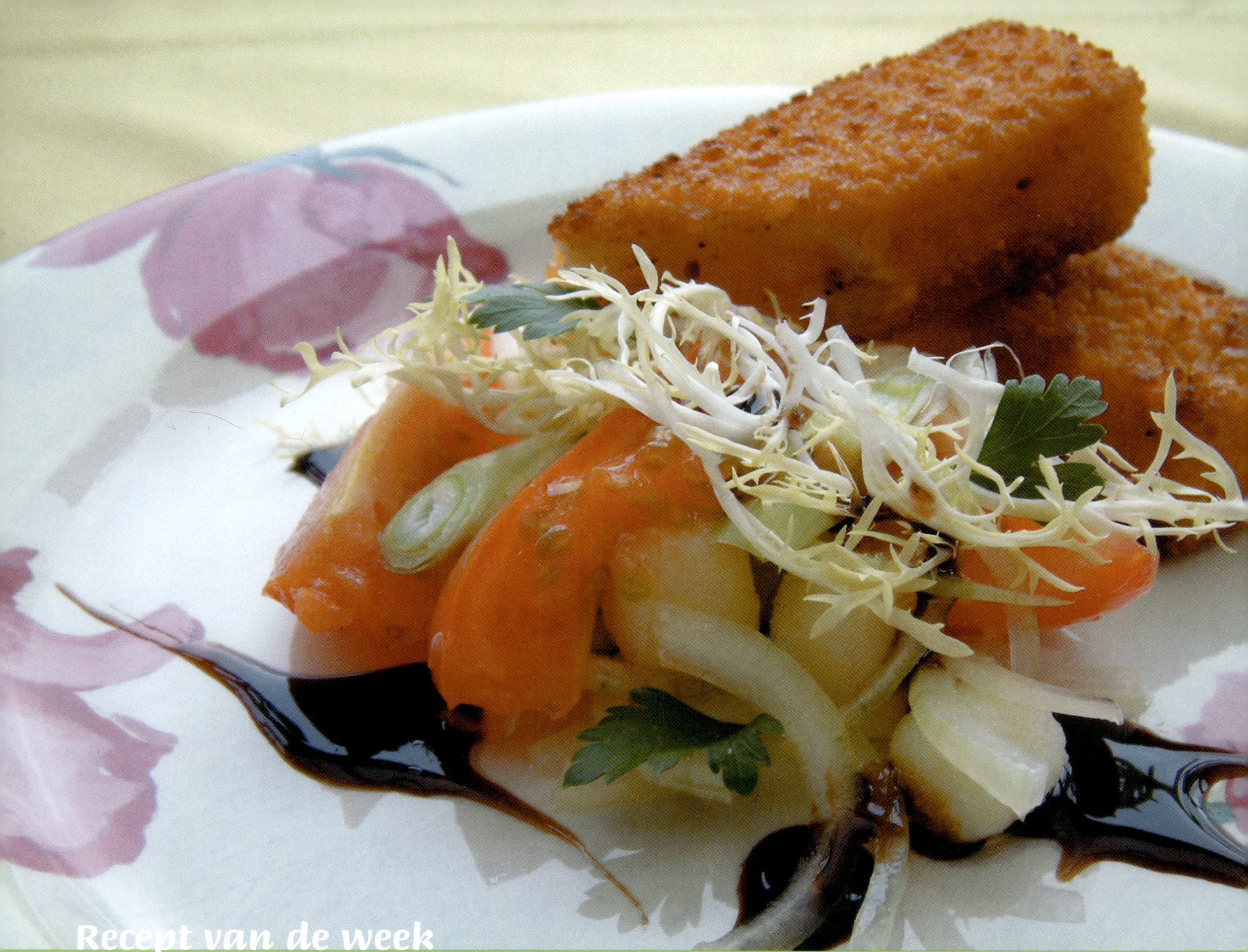

# Recept van de week

**aardappelsalade met gebakken vissticks voor 4 personen**

*350 gram minikrieltjes, 1 eetlepel olijfolie, 1 zakje friseesla, 2 bosuitjes, 2 tomaten, 8 vissticks, Dressing: 3 eetlepels olijfolie, 3 eetlepels balsamico azijn, 3 theelepels mosterd, zout en peper naar smaak.*

*Kook de minikrieltjes in water en zout gaar, giet af en laat ze afkoelen. Maak de uien schoon en snijd de uien in ringen. Was en snijd de tomaten. Maak de dressing klaar.*

*Schep de dressing, krieltjes, tomaatjes en bosui door een zakje friseesla. Verhit intussen de olie in een koekenpan met anti-aanbaklaag en bak de vissticks goudbruin.*

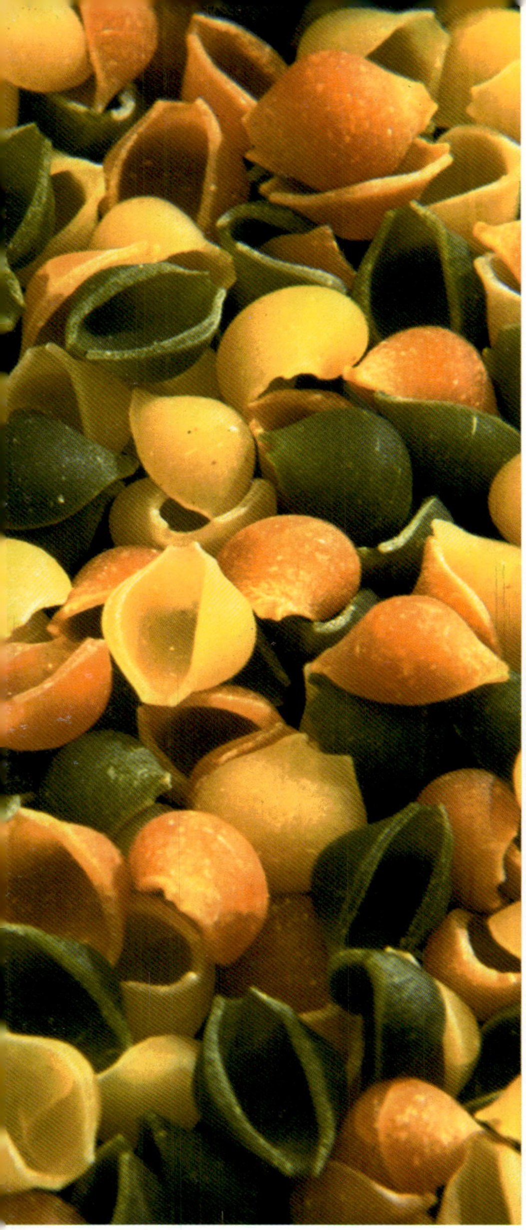
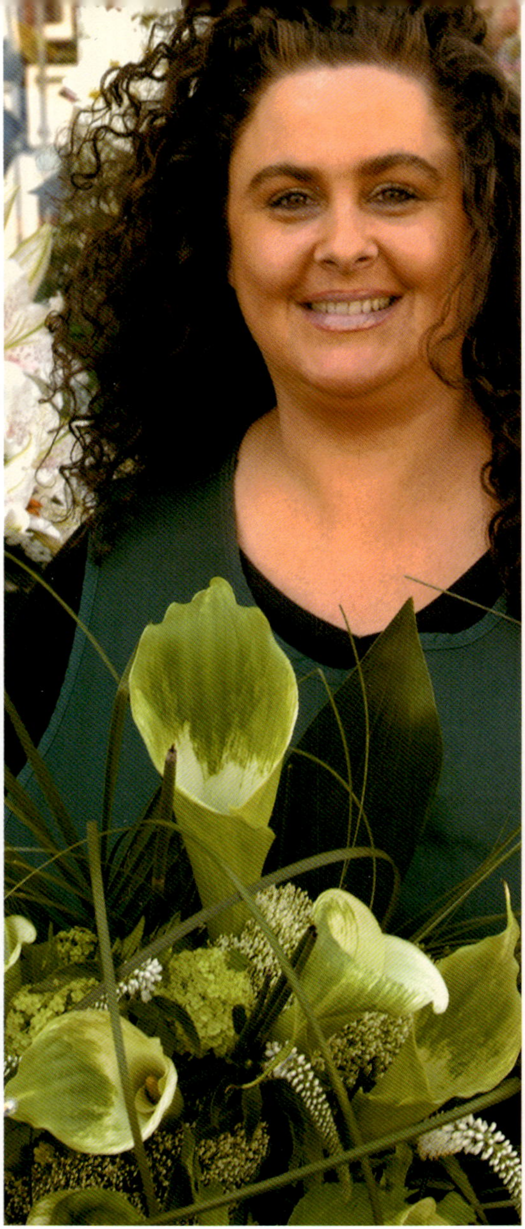
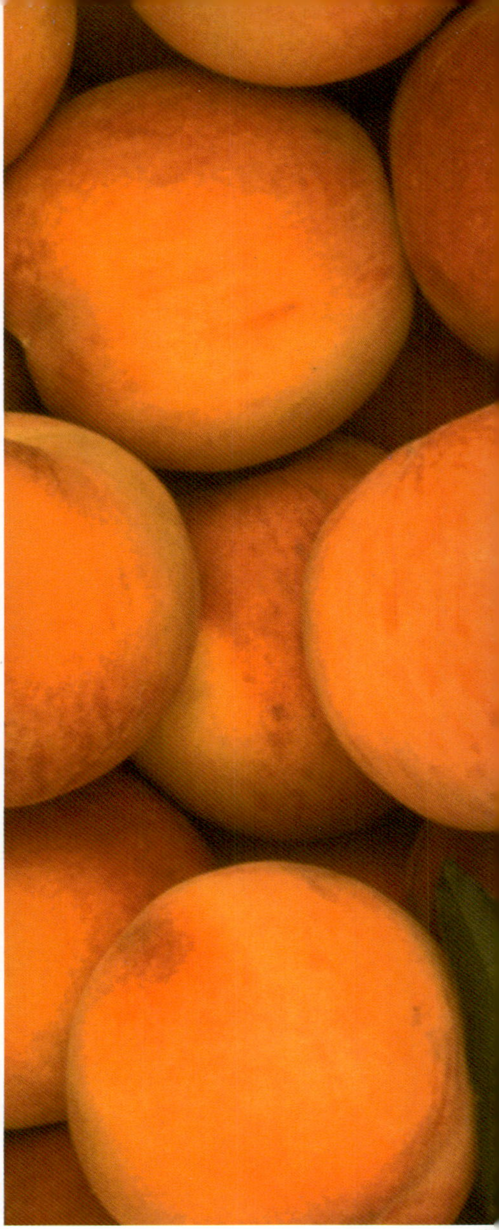

# hoofdstuk 7

# Verhaal uit de praktijk

ATIE

**Grapefruitsap, waarom te veel niet goed is**

*Atie was al zeven kilo kwijt en de laatste kilo's wilden er niet zo snel meer af. Ze was erg gemotiveerd en snapte niet waarom het niet lukte. Ik vroeg haar of ze veel aan beweging deed. Ja, elke dag was ze een uur actief. Ze gebruikte nauwelijks vet en volgde trouw het weekmenu.*

*Het drinken was bij haar wel een probleem. Water vond ze helemaal niets, daarom dronk ze veel kruidenthee. Na een kwartier doorvragen, vertelde Atie dat ze wel meer grapefruitsap had gedronken. Ze had namelijk gehoord dat dit een vetverbrander is. Nu werd het interessant. Ze vertelde in haar enthousiasme dat ze elke dag een liter grapefruitsap dronk. Daar zat het dus in. Ik vertelde dat er veel suikers in grapefruitsap zitten. In een literpak zit gemiddeld 450 kilocalorieën. Tel dat op bij je dagelijks gebruik en je krijgt veel te veel binnen. Atie was zo onder de indruk dat ze meteen stopte met grapefruitsap. Het resultaat mocht er zijn. Ze viel in drie weken nog vijf kilo af. Als ze trek had in grapefruitsap dronk ze keurig één glas.*

**THEMA: FRUIT**

Iedereen heeft wel eens een uitspatting in zijn eetgedrag. Bij de één is dit in het weekend bij de ander na een diner. Om je lichaam te zuiveren, is het verstandig om een fruitdag in te lassen. Ik adviseer altijd één fruitdag per week in te lassen. Bovendien geeft fruit het lichaam nieuwe kracht en reinigt het van giftige stoffen. Een glas vruchtensap op de nuchtere maag geeft je een belangrijke energiestoot!

**Hoe werkt een fruitdag?**

Je mag de hele dag zoveel fruit en vruchtensappen nemen als je wilt. Het is belangrijk om je strikt aan de fruitdag te houden. Neem geen cracker of een plakje kaas.

1. Begin de dag met een glas verse vruchtensap op de nuchtere maag voor een flinke energiestoot.
2. Zorg voor een goed gevulde fruitschaal met variatie, bij voorkeur seizoenfruit.
3. Blijf de hele dag bezig, zowel lichamelijk als geestelijk. Dan denk je minder aan je lekkere trek.
4. Neem als avondmaaltijd een fruitsalade, zoveel als je wilt.
5. Een flauw gevoel? Neem een opkikker (bouillon).

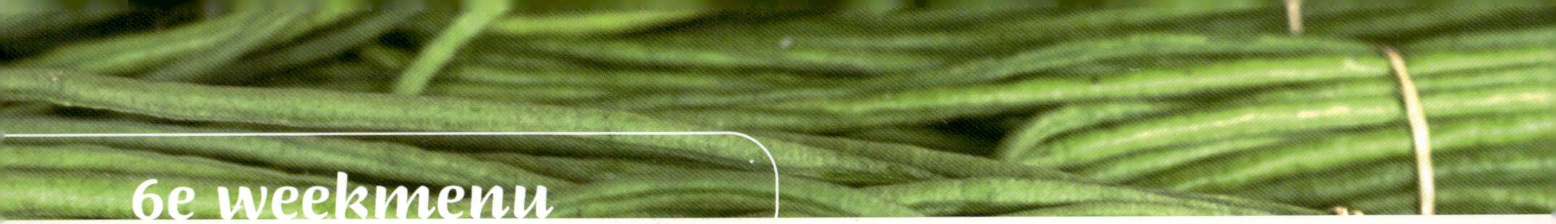

# 6e weekmenu

## Weekmenu: de zesde week

Omdat fruit zo gezond en prima voor de lijn is, geef ik je er een fruitdag bij. Veel mensen vinden de maandag een geschikte dag om een fruitdag in te lassen, omdat ze in het weekend soms wat extra's nemen.

**VOOR DE VROUW**

**Maandag**
Ontbijt: 1 glas jus d'orange – Tussendoor: 1 kiwi – Lunch: 1 appel, 1 banaan, 1 trosje druiven, 1 glas jus d'orange – Tussendoor: 1 peer – Diner:250 gram roerbakgroente met 75 gram tartaar er doorheen – 's Avonds: 1 glas grapefruitsap

**Dinsdag**
Ontbijt: 250 gram magere kwark met 2 scheplepels Kellog's K of müsli of Kellog's K – Tussendoor: 2 pruimen – Lunch: 3 crackers met halvarine, 2 x vruchtenhagel, 1 x kipfilet, 1 glas jus d'orange – Tussendoor: 1 Liga Evergreen – Diner: 125 gram gekookte aardappelen, 200 gram wortelen of bietjes, 1 scheplepel magere jus, 75 gram rundergehaktbal, 1 bakje rauwkost met yoghurtdressing – 's Avonds: streng!

**Woensdag**
Ontbijt: 1 krentenbol met 1 peer – Tussendoor: 1 glas Optimel drink of 1 glas halfvolle melk – Lunch: 1 waldkornbol met halvarine en 1x kaas 30+, 1 sinaasappel – Tussendoor: 1 Liga Evergreen – Diner: 225 gram nasi met 75 gram kippenblokjes en rauwkost met yoghurtdressing of Tjap Tjoi (zie recept) – 's Avonds: 1 plak kruidkoek

**Donderdag**
Ontbijt: 1 glas Hero fruitontbijt of 2 appels – Tussendoor: 1 tros druiven – Lunch: 1 pistolet gezond (1 plakje achterham, 1 plakje 30+ kaas, tomaat en komkommer) 1 kop cup a soup, 1 appel – Tussendoor: 1 glas halfvolle melk – Diner: 125 gram gekookte aardappelen, 200 gram bloemkool, 1 scheplepel magere jus, 100 gram scholfilet, 1 bakje rauwkost met yoghurtdressing – 's Avonds: 1 speculaasje

**Vrijdag**
Ontbijt: 1 glas Hero fruitontbijt of 1 banaan en 1 kiwi – Tussendoor: 1 glas jus d'orange – Lunch: 2 volkoren boterhammen met halvarine, 1 x filet américain, 1 x smeerkaas 20+, 1 glas Optimel drink – Tussendoor: 1 plakje ontbijtkoek – Diner: 125 gram gekookte aardappelen, 200 gram snijbonen, 1 scheplepel magere jus, 75 gram runderlapje, 1 bakje rauwkost met yoghurtdressing – 's Avonds: 1 zakje Snack-a-Jack

**Zaterdag**
Ontbijt: 1 volkoren tosti ham/kaas – Tussendoor: 1 glas halfvolle melk – Lunch: 250 gram magere yoghurt met 2 scheplepels müsli of Kellog's K, 1 banaan – Tussendoor: 1 plakje ontbijtkoek – Diner: 225 gram ovenfrites, rauwkost met yoghurtdressing – 's Avonds: 1 eierkoek

**Zondag**
Ontbijt: 1 volkoren boterham met halvarine en 1 x rookvlees, 1 glas jus d'orange – Tussendoor: 2 pruimen – Lunch: 1 krentenbol met halvarine en 250 gram magere yoghurt – Tussendoor: 1 plakje taai taai – Diner: 225 gram spaghetti met 75 gram rundergehakt, 1 bakje rauwkost met yoghurtdressing – 's Avonds: 1 glas rode wijn of 1 glas jus d'orange

*Recept om iets te bereiken: durven-beginnen-volhouden!*

## VOOR DE MAN

**Maandag**
Ontbijt: 1 banaan, 1 glas jus d'orange – Tussendoor: 2 appels – Lunch: 1 appel, 1 banaan, 1 trosje druiven, 1 glas jus d'orange – Tussendoor: 1 peer – Diner: 250 gram roerbakgroente en 75 gram tartaar er doorheen – 's Avonds: 1 glas jus d'orange, tros druiven

**Dinsdag**
Ontbijt: 250 gram magere kwark met 2 scheplepels Kellog's K of müsli – Tussendoor: 2 pruimen – Lunch: 3 crackers met halvarine, 2 x vruchtenhagel, 1 x kipfilet, 1 glas jus d'orange – Tussendoor: 1 Liga Evergreen – Diner: 150 gram gekookte aardappelen, 200 gram wortelen of bietjes, 1 scheplepel magere jus, 75 gram rundergehaktbal, 1 bakje rauwkost met yoghurtdressing – 's Avonds: streng!

**Woensdag**
Ontbijt: 1 krentenbol met 1 peer – Tussendoor: 1 glas Optimel drink of 1 glas halfvolle melk – Lunch: 1 waldkornbol met halvarine en 1 x kaas 30+, 1 sinaasappel – Tussendoor: 1 Liga Evergreen – Diner: 250 gram nasi met 75 gram kippenblokjes en rauwkost met yoghurtdressing of Tjap Tjoi (zie recept) – 's Avonds: 1 plak kruidkoek

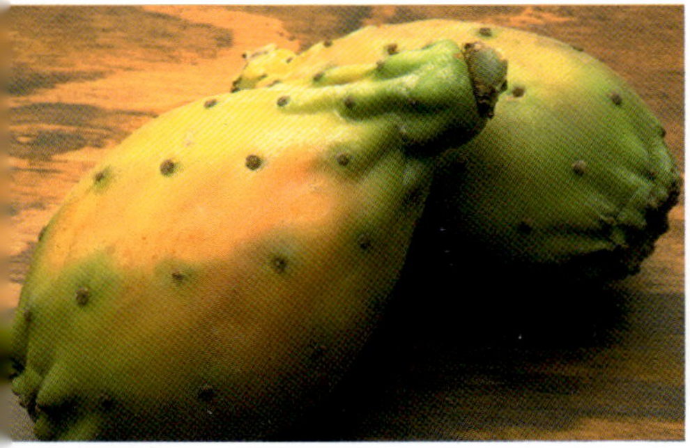
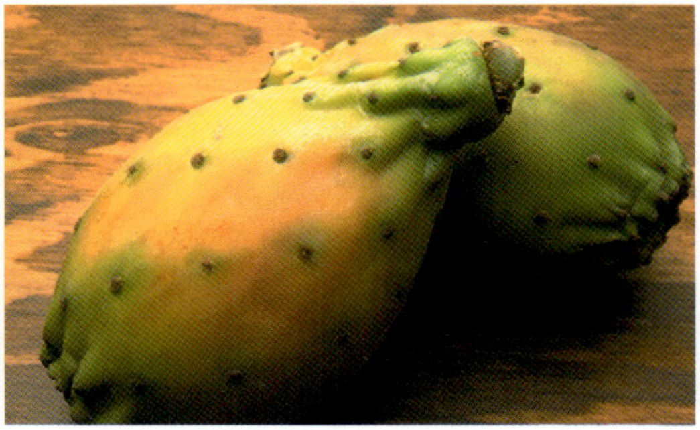
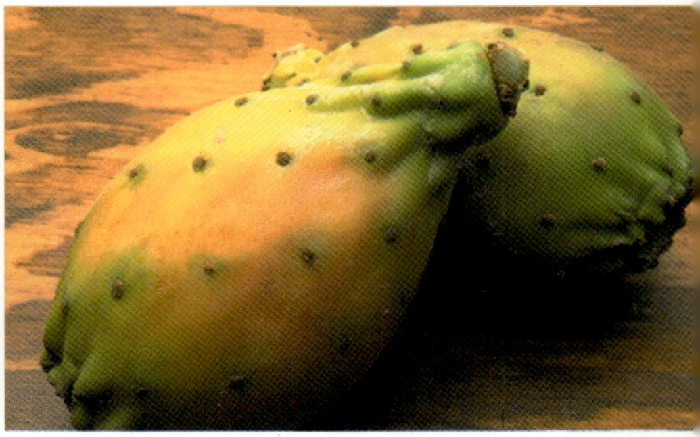

**Donderdag**
Ontbijt: 1 glas Hero fruitontbijt of 2 appels – Tussendoor: 1 tros druiven – Lunch: 1 pistolet gezond (1 plakje achterham, 1 plakje 30+ kaas, tomaat en komkommer) 1 kop cup a soup, 1 appel – Tussendoor: 1 glas halfvolle melk – Diner: 150 gram gekookte aardappelen, 200 gram bloemkool, 1 scheplepel magere jus, 100 gram scholfilet, 1 bakje rauwkost met yoghurtdressing – 's Avonds: 1 speculaasje

**Vrijdag**
Ontbijt: 1 glas Hero fruitontbijt of 1 banaan en 1 kiwi – Tussendoor: 1 glas jus d'orange – Lunch: 2 volkoren boterhammen met halvarine, 1 x filet américain, 1 x smeerkaas 20+, 1 glas Optimel drink – Tussendoor: 1 plakje ontbijtkoek – Diner: 150 gram gekookte aardappelen, 200 gram snijbonen, 1 scheplepel magere jus, 75 gram runderlapje, 1 bakje rauwkost met yoghurtdressing – 's Avonds: 1 zakje Snack-a-Jack

**Zaterdag**
Ontbijt: 1 volkoren tosti ham/kaas – Tussendoor: 1 glas halfvolle melk – Lunch: 250 gram magere yoghurt met 2 scheplepels müsli of Kellog's K, 1 banaan – Tussendoor: 1 plakje ontbijtkoek – Diner: 225 gram ovenfrites, rauwkost met yoghurtdressing – 's Avonds: 1 eierkoek

**Zondag**
Ontbijt: 1 volkoren boterham met halvarine en 1 x rookvlees, 1 glas jus d'orange – Tussendoor: 2 pruimen – Lunch: 1 krentenbol met halvarine en 250 gram magere yoghurt – Tussendoor: 1 plakje taai taai – Diner: 225 gram spaghetti met rundergehakt, 1 bakje rauwkost met yoghurtdressing – 's Avonds: 1 glas rode wijn of 1 glas jus d'orange

***Is mayonaise beter dan fritessaus?***

In mayonaise zit meer olie dan in fritessaus, namelijk 80% tegenover 25-35% vet. Neem dus altijd fritessaus in plaats van mayonaise.

***Is gezond eten duurder?***

Gezond eten kan zelfs goedkoper zijn dan een slecht voedingspatroon. Vers voedsel is goedkoper dan bewerkte of kant- en klare producten. Het grootste probleem is wellicht de tijd te vinden om enkele keren per week vers voedsel te kopen. Een vriezer kan een uitkomst zijn. Maak eens een grote groentestoofpot en vries dit in kleine hoeveelheden in, zodat je altijd een voedzame maaltijd in huis hebt. Ook rijst kun je in grote hoeveelheden bereiden en invriezen.

***Diverse fruitsoorten op een rij***

*Ananas (100 gram vers bevat 50 kilocalorieën)*
Behalve vitaminen en mineralen bevat ananas bromeline, een enzym dat de spijsvertering bevordert. Ga je vlees of eieren eten, drink dan een half uur van tevoren een glas ananassap; het enzym zal de dierlijke zuren afbreken en de vertering vergemakkelijken.

*Appel (een appel van ca. 120 gram bevat 67 kilocalorieën)*
Appels bevatten zeer veel pectine. Dat helpt giftige stoffen uit de ingewanden te verwijderen en stimuleert de maag- en darmactiviteiten. Kalium en fosfor in de appel bevorderen de nierwerking, terwijl de natuurlijke suikers zuren produceert die de speekselvloed en de spijsvertering stimuleren.

*Druif (10 stuks bevatten 40 kilocalorieën)*
Druiven verlagen een te hoge zuurgraad in het lichaam en stimuleren de nierfunctie en de hartslag. Ze bevorderen de spijsvertering, reinigen de lever en verwijderen het urinezuur uit het lichaam. Bovendien werken ze kalmerend op het zenuwstelsel en versterken ze de spieren.

*Grapefruit (bevat 74 kilocalorieën)*
Roze grapefruits zijn zoeter dan gele grapefruits; allebei zijn ze rijk aan vitamine C en aan mineralen. Grapefruit stimuleert de spijsverteringssappen, bestrijdt verkoudheid en voorkomt tandvleesbloedingen.

*Kiwi (bevat slechts 28 kilocalorieën)*
Rijk aan vitaminen (zeer veel vitamine C!). Wie gezond wil leven, moet veel kiwi's eten. Kiwi's schrijf ik veel voor aan mensen met een slechte stoelgang. Drie kiwi's op de nuchtere maag: resultaat verzekerd!

*Banaan (bevat 125 kilocalorieën)*
Bananen zijn rijk aan kalium, een belangrijk mineraal voor de spier- en zenuwfunctie. Kalium helpt ook de bloeddruk te reguleren. Bananen bevatten zowel in verse als in gedroogde vorm veel natuurlijke suikers die snel in het bloed worden opgenomen. Vandaar dat veel atleten, vooral tennissers, bananen eten voor of tijdens een wedstrijd.

*Meloen (120 gram Galia meloen bevat 43 kilocalorieën)*
Bevordert de productie van urine, belangrijk voor mensen met nierproblemen. Meloen helpt het lichaam te ontgiften.

*Peer (bevat 50 kilocalorieën)*
Peren zijn, nog meer dan appels, een goede bron van pectine, een belangrijke hulp bij de spijsvertering en het ontgiften van het lichaam.

*Sinaasappel (bevat 46 kilocalorieën)*
Het zoete sap is rijk aan vitamine B-complex en C, fosfor, zink en natuurlijke suikers. Het helpt verkoudheid te voorkomen en bevat stoffen die bloedvaten versterken. Goed voor mensen met een zwak hart.

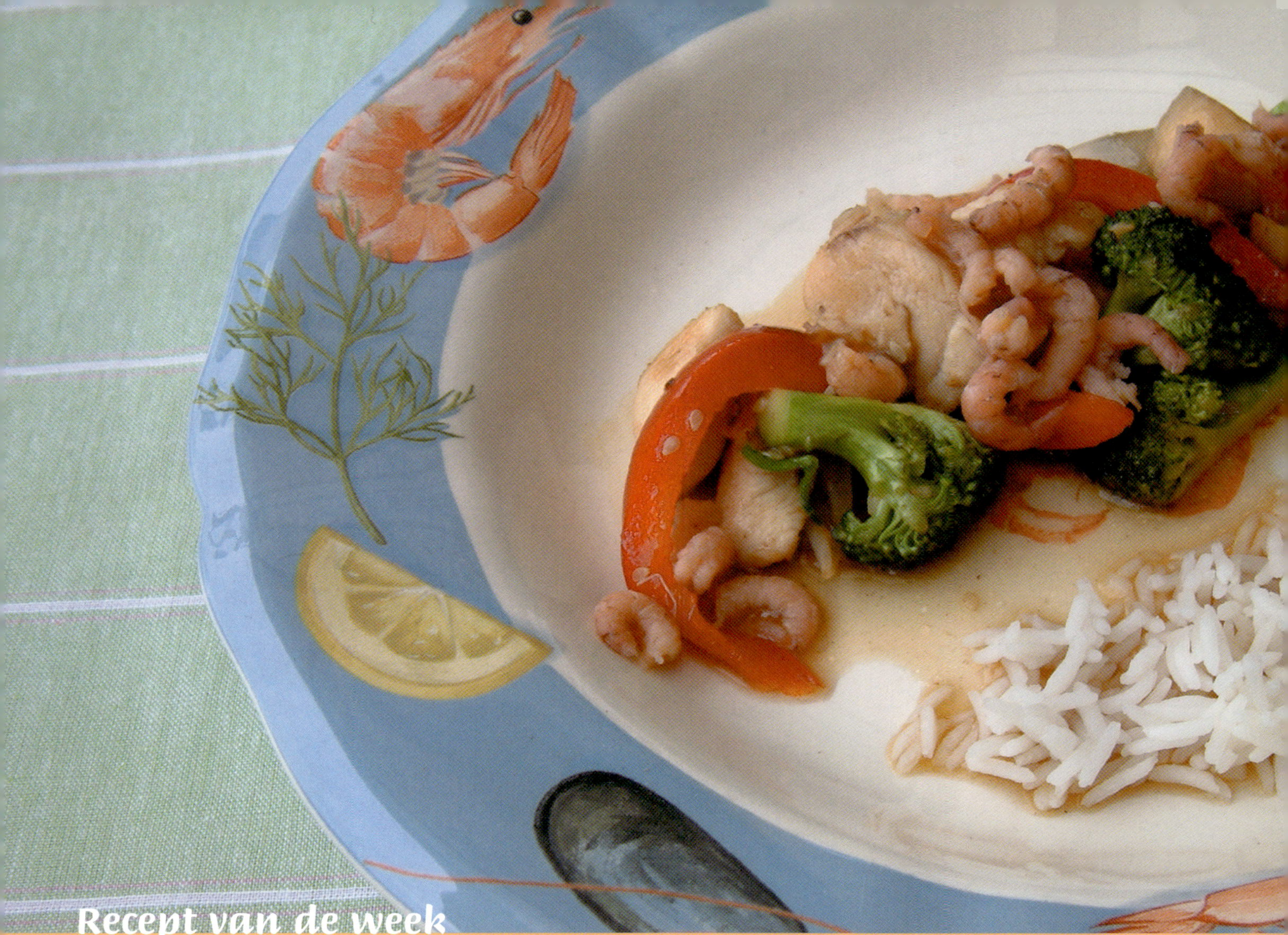

# Recept van de week

***Tjap Tjoi met kip en garnalen voor 4 personen***
*300 gram zilvervliesrijst, 2 uien, 300 gram broccoli, 2 rode paprika's, 300 gram kipfilet, 2 eetlepels olijfolie, 1 dl bouillon (tablet), 300 gram champignons, 200 gram garnalen*

*Kook de rijst volgens de aanwijzingen op de verpakking. Pel en snipper de uien. Verdeel de broccoli in kleine roosjes. Maak de paprika's schoon en snijd in reepjes. Snijd ook de kipfilet in kleine stukjes. Verhit de olie in de pan en roerbak de ui in 1 minuut. Voeg de kipfilet toe en bak ze al omscheppend circa 5 minuten mee. Voeg de broccoli en paprika toe en roerbak ze circa 4 minuten mee. Voeg de bouillon toe en laat het geheel zonder deksel zo'n 4 minuten koken. Voeg de champignons erdoor en bak ze 3 minuten al omscheppend mee. Verdeel de garnalen erover en serveer direct met de rijst.*

*Heerlijk en makkelijk!*

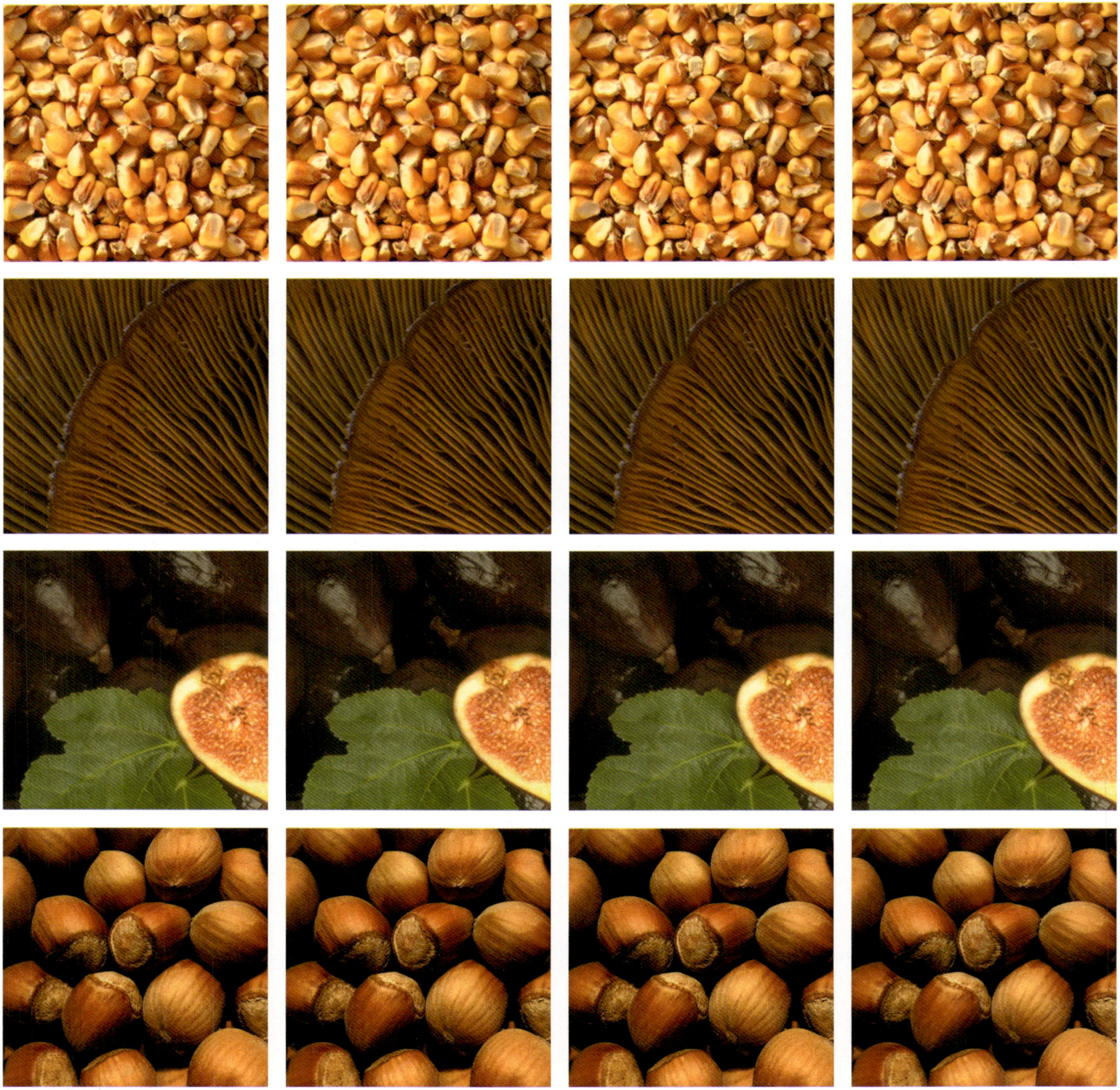

# hoofdstuk 8

# Verhaal uit de praktijk

KARIN

**Hardlopers zijn doodlopers...**

*Karin, een dame van 32 jaar, kwam voor een intakegesprek. Ze zag er prachtig uit, mooi in de kleren en verzorgd. Ze oogde op het eerste gezicht niet zwaar. Eenmaal op de weegschaal bleek ze matig overgewicht te hebben. Het kon geen kwaad om tien kilo af te vallen. Daar had Karin alles voor over, want ze ging over een maand trouwen. Ik vertelde haar dat tien kilo afvallen in een maand tijd ten koste zou gaan van haar gezondheid. Haar droom viel in duigen. Uit haar tasje kwam een potje pillen te voorschijn die ze via een postorderbedrijf had besteld. Was dit misschien haar redding? Ik keek op de verpakking en schrok van wat er allemaal in zat. Dit middel was niet geregistreerd in het medisch register handboek en mocht niet eens verkocht worden. Karin begreep dat dit niet de oplossing was.*

*Ze kon maar op één manier goed afvallen en dat was gezond eten via een weekmenu dat ik haar zou voorschrijven. Ze twijfelde. Toen ik zei dat, als ze erg haar best deed en zou gaan sporten, zes kilo reëel was, klaarde haar gezicht op. Karin stond er helemaal achter. Ze hield het dieet goed vol en vond het absoluut niet zwaar. Op haar trouwdag was ze inderdaad zes kilo lichter en zag ze er stralend uit. Daarna ging ze door met haar nieuwe manier van eten; in totaal is ze vijftien kilo afgevallen.*

**THEMA: RESPECTEER JE LICHAAM**

Ik geloof dat we eerst ons lichaam moeten respecteren. Dan kunnen we het goed behandelen met voedsel, beweging en alle andere dingen die ons een goed gevoel geven. Wat geeft je een goed gevoel? Ik heb veel cliënten gehad die niet zuinig met hun lichaam omgingen. Ze dronken niet genoeg water, namen te veel koffie, liepen te lang rond met een volle blaas, sliepen onvoldoende en aten alleen fastfood. Mijn basisregel luidt: wees lief voor je lichaam. Zie je lichaam als de motor van jezelf. In een motor stop je goede brandstof en geen rommel. Wees er zuinig mee.

# 7e weekmenu

## Weekmenu: de zevende week

Ik ben benieuwd hoe ver het nu is met de veranderingen in je lichaamsbeweging en voeding. Als je terugkijkt naar de afgelopen weken, ben je dan tevreden over het resultaat? Schrijf vanaf nu elke week je weekdoel op. Voorbeelden zijn: elke dag twintig minuten wandelen of niets extra's buiten het weekmenu eten. Schrijf je weekdoelen op voor de komende weken.

**VOOR DE VROUW**

**Maandag**
Ontbijt: 1 glas Hero fruitontbijt – Tussendoor: 1 appel – Lunch: 2 crackers met halvarine, 1 x halvajam, 1 x 30+ kaas en 1 beker opkikker – Tussendoor: 1 plak Friese kruidkoek of Liga Evergreen – Diner: 225 gram stamppot zuurkool, 75 gram rundergehaktbal, 1 scheplepel magere jus, 1 bakje rauwkost met yoghurtdressing – 's Avonds: 250 gram Optimel yoghurt

**Dinsdag**
Ontbijt: 250 gram Optimel yoghurt – Tussendoor: 1 kiwi – Lunch: 3 rijstwafels met halvarine, 2 x achterham, 1 x 20+ smeerkaas, 1 glas jus d'orange – Tussendoor: 1 appel – Diner: 225 gram mihoen of bami met roerbakgroente en kippenblokjes, 1 bakje rauwkost met yoghurtdressing – 's Avonds: 1 country biscuit of 1 speculaasje

**Woensdag**
Ontbijt: 1 cracker besmeerd met halvarine en appelstroop, 1 glas halfvolle melk of Optimel drink – Tussendoor: 1 plak Friese kruidkoek of ontbijtkoek – Lunch: 2 crackers met halvarine, 1 x kipfilet en tomaat, 1 x 30+ kaas en komkommer, 1 kop opkikker – Tussendoor: 1 peer – Diner: 125 gram gekookte aardappelen, 200 gram rode kool, 75 gram rundvlees, 1 scheplepel magere jus, 1 bakje rauwkost met yoghurtdressing – 's Avonds: streng!

**Donderdag**
Ontbijt: 1 krentenbol met halvarine – Tussendoor: 1 plak kruidcake – Lunch: 250 gram magere kwark, 1 banaan en 1 cracker met halvajam – Tussendoor: 1 beker warme chocolademelk light – Diner: 125 gram aardappelpuree, 200 gram bloemkool, 1 scheplepel magere jus, 75 gram rundergehaktbal, 1 bakje rauwkost met yoghurtdressing – 's Avonds: 1 peer

**Vrijdag**
Ontbijt: 1 plak ontbijtkoek met halvarine, 1 glas jus d'orange – Tussendoor: 1 appel – Lunch: 1 volkoren pistolet met tonijn of achterham, 1 glas halfvolle melk – Tussendoor: 1 eierkoek – Diner: 225 gram kip met broccoli uit de oven (zie recept) 1 bakje rauwkost met yoghurtdressing – 's Avonds: 1 handje pepsels, 1 glas rode wijn of 1 glas jus d'orange

**Zaterdag**
Ontbijt: 1 glas Hero fruitontbijt – Tussendoor: 1 appel of 1 kiwi – Lunch: 250 gram magere kwark, 1 krentenbol met halvarine – Tussendoor: 1 Liga Evergreen – Diner: 1 uitsmijter rosbief (2 volkoren broodjes met 2 eieren en 2 plakjes rosbief) – 's Avonds: 1 glas rode wijn of 1 glas jus d'orange, 1 bakje Japanse mix

**Zondag**
Ontbijt: 2x crackers met halvarine, 1 x kipfilet, 1 x 20+ smeerkaas, 1 glas jus d'orange – Tussendoor: 1 plak ontbijtkoek – Lunch: 1 volkoren pistolet Hawaï (1 plak 30+ kaas en schijf ananas) – Tussendoor: 1 kiwi of appel – Diner: 125 gram gekookte aardappelen, 200 gram sperziebonen, 75 gram kipfilet, 1 scheplepel magere jus, bakje rauwkost met yoghurtdressing – 's Avonds: 250 gram magere yoghurt

*Elke verandering biedt een nieuwe kans!*

## VOOR DE MAN

**Maandag**
Ontbijt: 1 glas Hero fruitontbijt of 1 krentenbol – Tussendoor: 1 appel – Lunch: 2 crackers met halvarine, 1 x halvajam, 1 x 30+ kaas en 1 beker opkikker – Tussendoor: 1 plak Friese kruidkoek of 1 Liga Evergreen – Diner: 250 gram stamppot zuurkool, 75 gram rundergehaktbal, 1 scheplepel magere jus, 1 bakje rauwkost met yoghurtdressing – 's Avonds: 250 gram Optimel yoghurt

**Dinsdag**
Ontbijt: 250 gram Optimel yoghurt – Tussendoor: 1 kiwi – Lunch: 3 rijstwafels, 2 x achterham, 1 x 20+ smeerkaas en 1 glas jus d'orange – Tussendoor: 1 appel – Diner: 250 gram mihoen of bami met roerbakgroente en kippenblokjes, 1 bakje rauwkost met yoghurtdressing – 's Avonds: 1 country biscuit of speculaasje

**Woensdag**
Ontbijt: 1 cracker met halvarine en appelstroop, 1 glas halfvolle melk of Optimel drink – Tussendoor: 1 plak Friese kruidkoek of ontbijtkoek – Lunch: 2 crackers met halvarine, 1 x kipfilet en tomaat, 1 x 30+ kaas en komkommer, 1 kop opkikker – Tussendoor: 1 peer – Diner: 150 gram gekookte aardappelen, 200 gram rode kool, 75 gram rundvlees, 1 scheplepel magere jus, 1 bakje rauwkost met yoghurtdressing – 's Avonds: streng!

**Donderdag**
Ontbijt: 1 krentenbol met halvarine – Tussendoor: 1 plak Friese kruidkoek – Lunch: 250 gram magere kwark, 1 banaan en 1 cracker met halvajam – Tussendoor: 1 beker warme chocolademelk light – Diner: 150 gram aardappelpuree, 200 gram bloemkool, 1 scheplepel magere jus, 75 gram rundergehaktbal, 1 bakje rauwkost met yoghurtdressing – 's Avonds: 1 peer

**Vrijdag**
Ontbijt: 1 plak ontbijtkoek met halvarine, 1 glas jus d'orange – Tussendoor: 1 appel – Lunch: 1 volkoren pistolet met tonijn of achterham, 1 glas halfvolle melk – Tussendoor: 1 eierkoek – Diner: 250 gram kip met broccoli uit de oven (zie recept), 1 bakje rauwkost met yoghurtdressing – 's Avonds: 1 handje pepsels, 1 glas rode wijn of 1 glas jus d'orange

**Zaterdag**
Ontbijt: 1 glas Hero fruitontbijt of 1 krentenbol – Tussendoor: 1 appel of 1 kiwi – Lunch: 250 gram magere kwark, 1 krentenbol met halvarine – Tussendoor: 1 Liga Evergreen – Diner: 1 uitsmijter rosbief (2 volkoren broodjes met 2 eieren en 2 plakjes rosbief) – 's Avonds: 1 glas rode wijn of jus d'orange, 1 bakje Japanse mix

**Zondag**
Ontbijt: 2x crackers met halvarine, 1 x kipfilet, 1 x 20+ smeerkaas, 1 glas jus d'orange – Tussendoor: plak ontbijtkoek – Lunch: 1 volkoren pistolet Hawaï (1 plak 30+ kaas en schijf ananas) – Tussendoor: 1 kiwi of appel – Diner: 150 gram gekookte aardappelen, 200 gram sperziebonen, 75 gram kipfilet, 1 scheplepel magere jus en 1 bakje rauwkost met yoghurtdressing – 's Avonds: 250 gram magere yoghurt

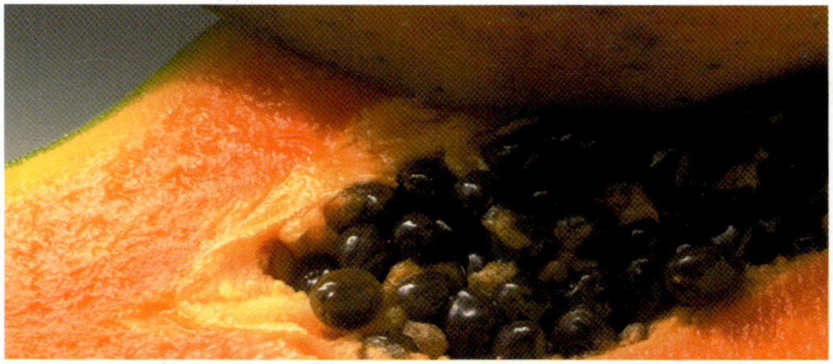

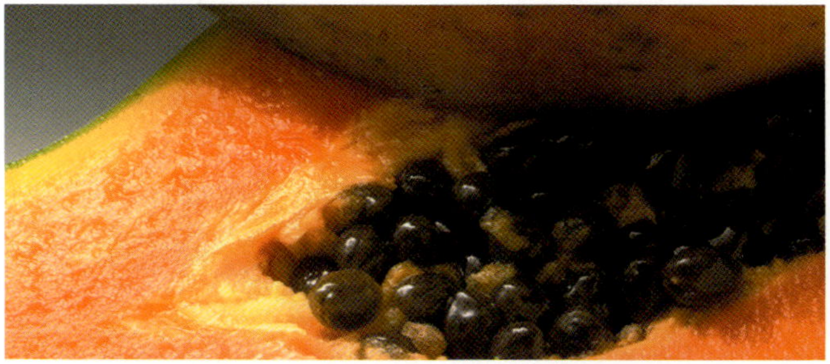

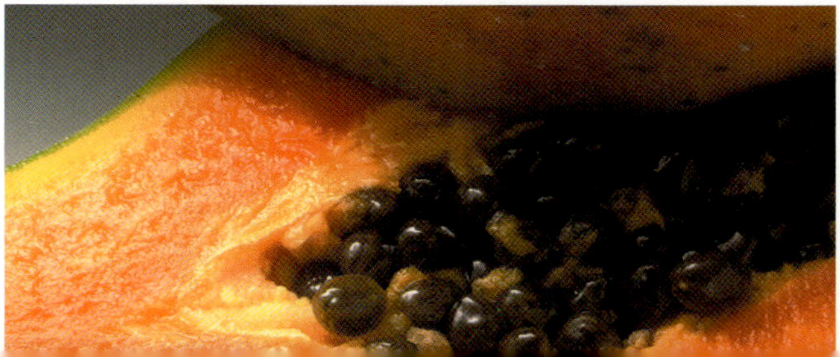

# VRAGEN VAN DE WEEK

***Waarom is een toetje zo slecht direct na het warm eten?***

Een toetje na het eten is slecht voor de spijsvertering, omdat het toetje uit veel eiwitten bestaat. Je avondmaaltijd bestaat voor een groot deel uit koolhydraten. Als je daarna veel eiwitten eet, verteert je eten vier keer zo langzaam! Neem je toetje een uur na je avondeten.

***Wat kan je doen als je 's avonds honger hebt?***

De avonden zijn best lastig. Probeer na 21.00 uur echt niets meer te eten, want alles wat je dan eet, verteer je niet meer en wordt meteen omgezet in vet. En daar zitten we niet op te wachten. Heb je honger of trek neem dan rond 20.00 uur fruit extra. Probeer het gewoon. En natuurlijk mag je ook wel eens met honger naar bed gaan, want dan weet je zeker dat je een goede lijndag hebt gehad!

***Kan ik van stress of alcohol vocht vasthouden?***

Stress en overmatige lichamelijke inspanning kunnen ervoor zorgen dat het lichaam grote hoeveelheden vocht vasthoudt. Er is een gewichtstoename van twee tot drie kilo geconstateerd bij een aantal mensen die onder grote psychische druk stonden. Bijvoorbeeld vlak na een scheiding, het overlijden van een dierbaar persoon of stress op het werk. Ook alcoholgebruik leidt tot het vasthouden van veel water, met name bier. Dit dieet zorgt ervoor dat je snel afvalt en daarna niet aankomt. Toch kun je aankomen doordat je lichaam vocht vasthoudt. Blijf positief en weet dat het tijdelijk is.

***Hoeveel eieren mag je maximaal per week hebben?***

Beperk het aantal eieren tot drie per week vanwege hun hoge cholesterolgehalte. In een ei zitten ook goede voedingsstoffen, zoals eiwitten, vitaminen en mineralen. Een ei bevat gemiddeld 71 kilocalorieën.

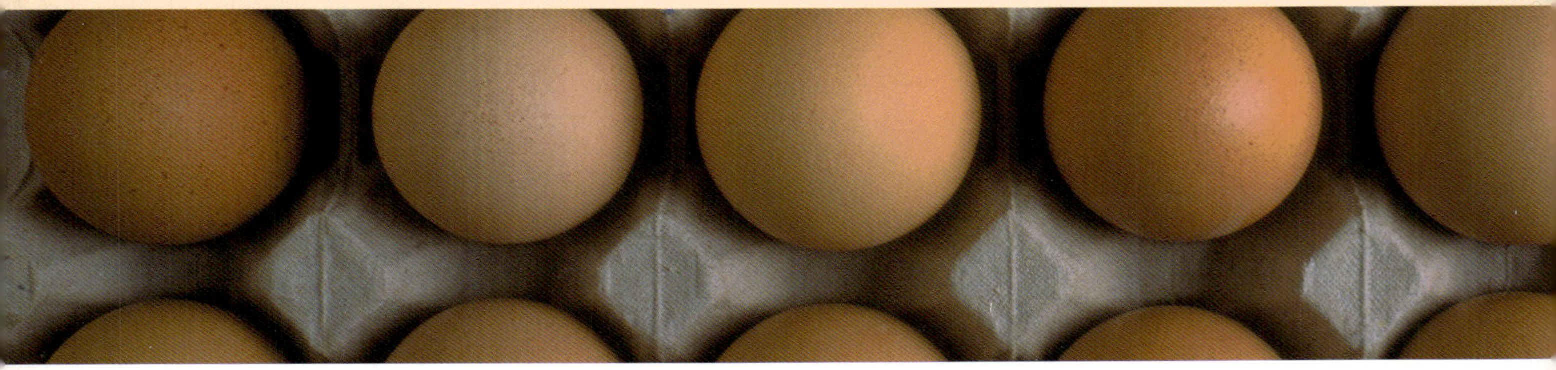

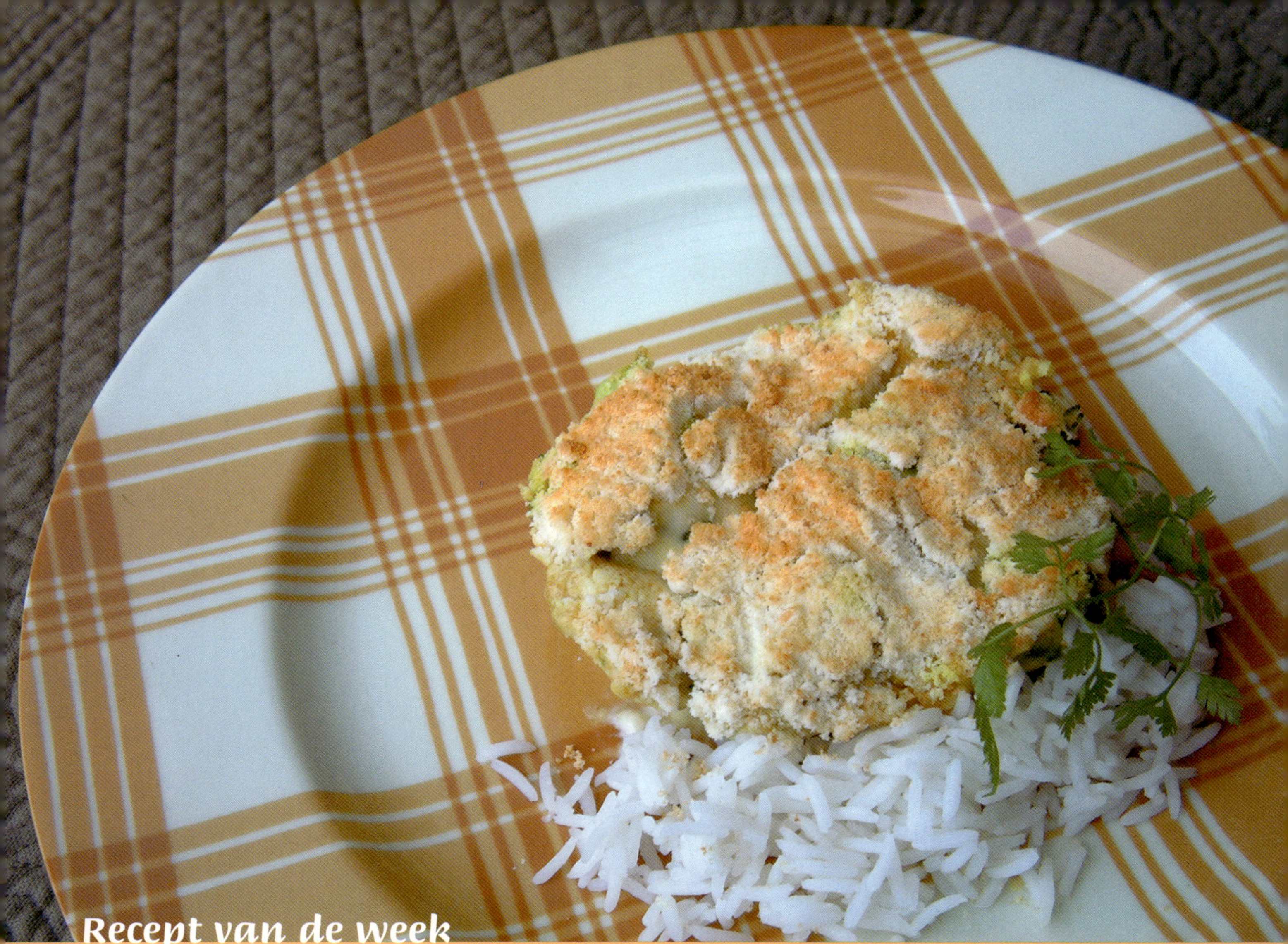

# Recept van de week

***kip met broccoli uit de oven voor 4 personen***

*4 kipfilets á 75 gram, 600 gram broccoli, 1 blikje gebonden kippensoep (merk: Unox), 1 blikje champignonsoep (merk: Unox), 100 gram Parmezaanse kaas, 1 flinke theelepel kerrie, zout en peper*

*Verwarm de oven voor op 200 °C. Snijd de kipfilets in niet te kleine blokjes en bestrooi ze met wat zout, peper en kerrie. Verhit de koekenpan met een theelepel olijfolie en bak de kippenblokjes goudbruin. Schep ze in een ovenschaal. Snijd de broccoli in stukjes en kook ze beetgaar. Verdeel de broccoli over de kip.*
*Roer de kippensoep, champignonsoep en de helft van de kaas door elkaar. Verdeel dit mengsel over de broccoli. Bestrooi de rest van de kaas over de schotel en zet de schaal minimaal 20 minuten in de oven. Lekker met 150 gram zilvervliesrijst.*

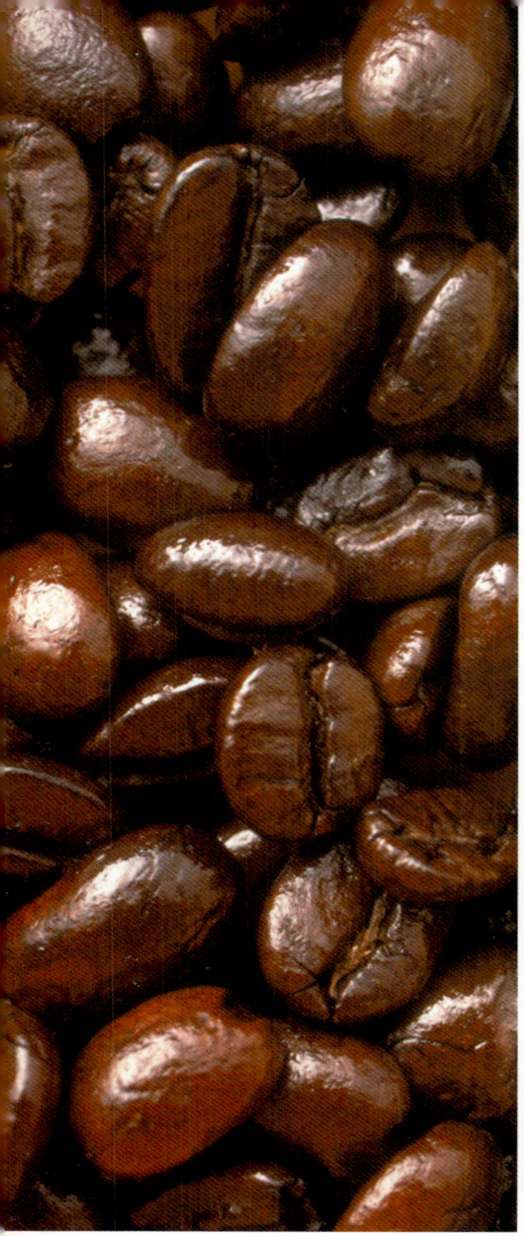
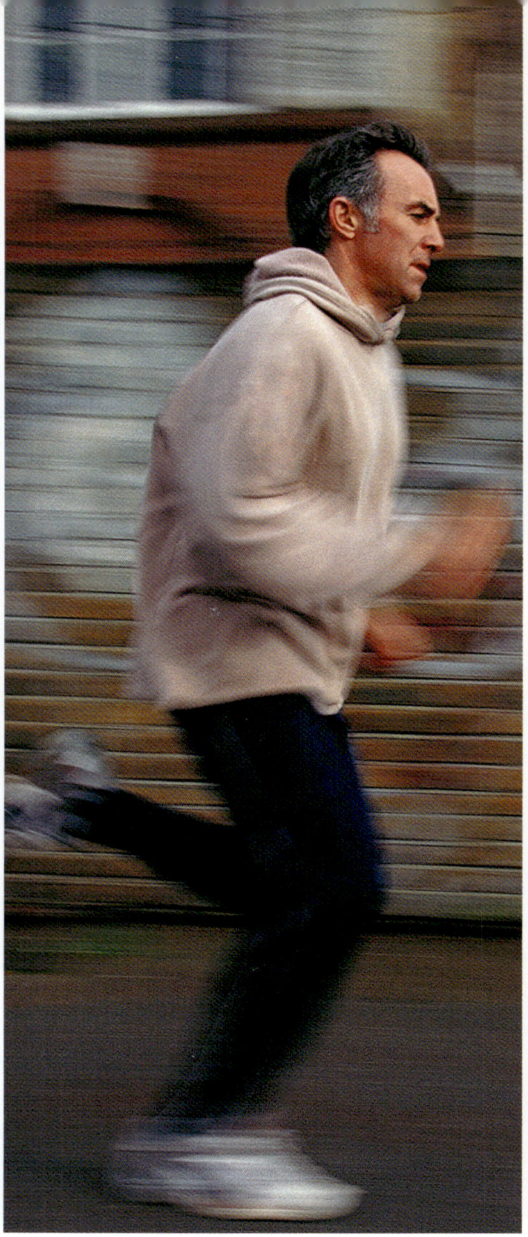
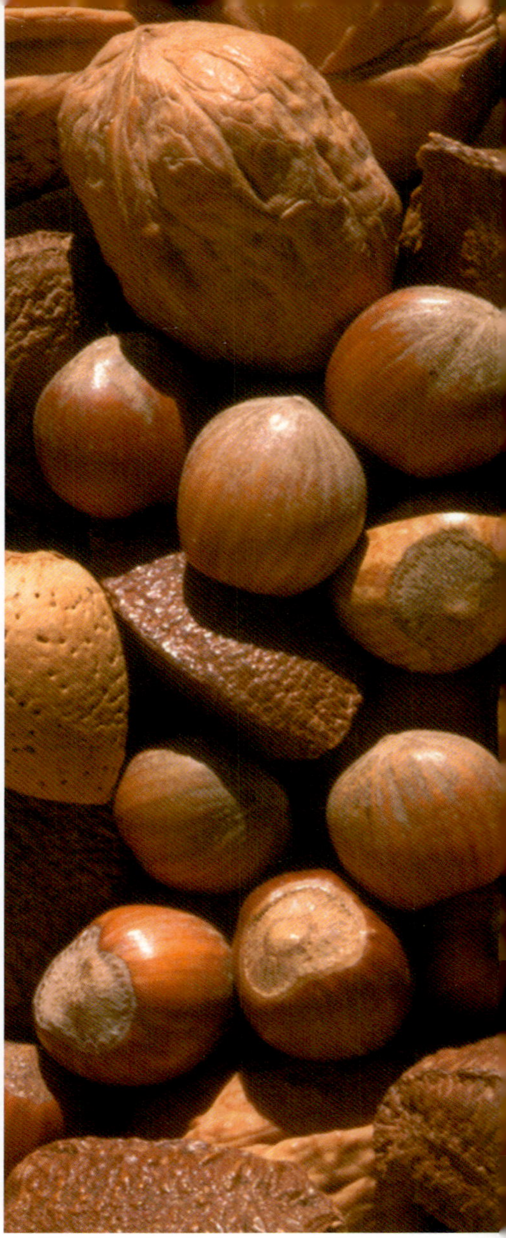

# hoofdstuk 9

# Verhaal uit de praktijk

ARIE

**Leven op vitaminepillen**

*Arie, een vrachtwagenchauffeur van 51 jaar, was ruim 35 kilo te zwaar. Hij deed weinig aan beweging en rookte veel. Hij vond het eigenlijk niet nodig om af te vallen, maar zijn vrouw dacht daar anders over. Zij kon Arie niet aan zijn verstand brengen dat hij ongezond at. Arie at veel in wegrestaurants, een broodje bal vond hij heerlijk. Zijn vrouw maakte elke dag een broodtrommeltje met gezonde dingen maar helaas ... Wel nam hij dagelijks twintig verschillende vitaminepillen. Hij was eens naar een bijeenkomst over vitamines geweest en er sindsdien aan verslaafd geraakt. De supplementen zouden helpen tegen veroudering, ziektes, botontkalking, haaruitval ... Ik vroeg hem of hij zich fit voelde. Hij vertelde dat hij de laatste tijd last had van concentratieproblemen, doordat hij zich moe voelde. Dat is niet zo vreemd. Ongezond eten en een overdosis vitaminetabletten zijn enorm slecht voor je lichaam.*

*Ik gaf hem een boekje mee over voeding en gezondheid. Na drie gesprekken merkte ik dat Arie erg gemotiveerd was. Hij kreeg meer inzicht in het belang van goede voeding en ontdekte dat je niet op een streng dieet hoeft om af te vallen. In het weekend mocht hij evengoed wat lekkers bij de koffie. Nu neemt Arie alleen 's morgens een multivitamine. Hij deed er ruim een jaar over om 35 kilo af te vallen en komt nog één keer in de twee maanden voor controle. Compliment voor Arie!*

**THEMA: VITAMINES**

In totaal zijn er dertien verschillende vitamines. Vitamine B helpt om voedsel te verbranden, andere vitamines komen in actie bij de opbouw en groei van botten (vitamine D), de aanmaak van huid en haar (vitamine A) en bescherming van lichaamscellen (vitamine C en E). Een levensstijl met veel stress, alcohol en roken verslindt vitamines. Maar ook eetgewoonten spelen mee. Elke dag een flinke portie verse groente en fruit, aangevuld met volkoren- en zuivelproducten, vis of vlees, brengt je vitaminegehalte op peil. Veel variatie in je eten is het beste!

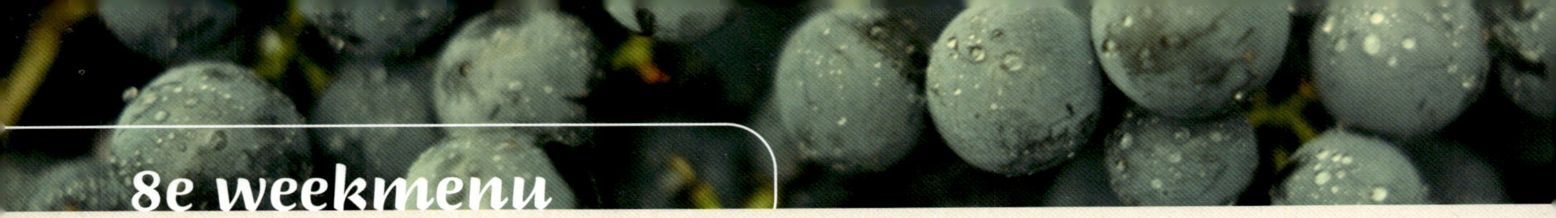

# 8e weekmenu

## Weekmenu: de achtste week

Visualisering is een beproefde methode om ons te helpen onze doelen te bereiken. Daardoor worden ze tastbaar. Sluit daarom aan het begin van iedere morgen twee minuten je ogen en haal je voor de geest hoe je er slank, fit en gelukkig uitziet. Misschien wil je – als je slank bent – een mooie fotosessie laten maken van jezelf.

### VOOR DE VROUW

**Maandag**
Ontbijt: 250 gram magere yoghurt met 2 scheplepels müsli of Kellog's K, 1 glas jus d'orange – Tussendoor: 2 mandarijnen – Lunch: 2 volkoren boterhammen met halvarine, 1 x halvajam en 1 x appelstroop – Tussendoor: 1 Liga Evergreen – Diner: 225 gram Griekse stamppot (zie recept) met een bakje rauwkost met yoghurtdressing – 's Avonds: 250 gram magere yoghurt

**Dinsdag**
Ontbijt: 250 gram magere yoghurt – Tussendoor: 1 sinaasappel of 1 grapefruit – Lunch: 2 volkoren crackers met 1 x filet américain en 1 x smeerkaas 20+, 1 opkikker – Tussendoor: 1 banaan – Diner: 125 gram gekookte zilvervliesrijst, 200 gram broccoli, 75 gram groenteburger, 1 scheplepel magere jus, 1 bakje rauwkost met yoghurtdressing – 's Avonds: 1 taai taai

**Woensdag**
Ontbijt: 1 volkoren cracker met halvajam – Tussendoor: 1 Liga Evergreen – Lunch: 1 volkoren pistolet met tonijn, 1 glas karnemelk of halfvolle melk – Tussendoor: 1 appel – Diner: 150 gram gekookte aardappelen, 200 gram bietjes, 100 gram kabeljauw, 1 scheplepel magere jus – 's Avonds: streng!

**Donderdag**
Ontbijt: 1 glas Hero fruitontbijt of 1 volkoren boterham met appelstroop – Tussendoor: 1 x taai taai – Lunch: 250 gram magere yoghurt met 10 druiven erin, 1 cracker met halvarine en 1 x kipfilet – Tussendoor: 1 glas halfvolle melk – Diner: 125 gram gekookte aardappelen, 200 gram spruitjes, 75 gram rundergehaktbal, 1 scheplepel magere jus, 1 bakje rauwkost met yoghurtdressing – 's Avonds: 1 sinaasappel

**Vrijdag**
Ontbijt: 1 dubbele plak ontbijtkoek met halvarine – Tussendoor: 1 appel – Lunch: 1 krentenbol, 1 volkoren boterham met halvarine en filet américain, 1 glas karnemelk – Tussendoor: 1 taai taai – Diner: 225 gram spitskool, 125 gram gekookte aardappelen, 75 gram biefstuk, 1 scheplepel magere jus, 1 bakje rauwkost met yoghurtdressing – 's Avonds: 1 glas rode wijn met 1 handje pepsels of een half zakje Snack-a-Jack

**Zaterdag**
Ontbijt: 1 glas Hero fruitontbijt of 1 krentenbol – Tussendoor: 1 kiwi – Lunch: 1 Italiaanse bol met ham en kaas 30+, 250 gram magere yoghurt – Tussendoor: 1 plak cake of 1 eierkoek – Diner: 1 kleine pizza Hawaï (ham/kaas/ananas of groenten met kaas), 1 bakje rauwkost met yoghurtdressing – 's Avonds: 1 glas rode wijn of glas jus d'orange met 1 schaaltje Japanse mix (natuurlijk zonder nootjes ...)

**Zondag**
Ontbijt: 2 beschuitjes met halvarine, 1 x smeerkaas 20+ en 1 x halvajam, 1 glas jus d'orange – Tussendoor: 1 plak ontbijtkoek – Lunch: 1 kop zelfgemaakte soep naar keuze – Tussendoor: 1 appel – Diner: 1 uitsmijter ham/kaas met 1 bakje rauwkost met yoghurtdressing – 's Avonds: 1 plakje cake

**VOOR DE MAN**

**Maandag**
Ontbijt: 250 gram magere yoghurt met 2 scheplepels müsli of Kellog's K, 1 glas jus d'orange – Tussendoor: 2 mandarijnen – Lunch: 2 volkoren boterhammen met halvarine, 1 x halvajam en 1 x appelstroop – Tussendoor: 1 Liga Evergreen – Diner: 250 gram Griekse stamppot (zie recept), 1 bakje rauwkost met yoghurtdressing – 's Avonds: 250 gram magere yoghurt

**Dinsdag**
Ontbijt: 250 gram magere yoghurt – Tussendoor: 1 sinaasappel of 1 grapefruit – Lunch: 2 volkoren crackers met 1 x filet américain en 1 x smeerkaas 20+, 1 opkikker – Tussendoor: 1 banaan – Diner: 150 gram gekookte zilvervliesrijst, 200 gram broccoli, 75 gram groenteburger, 1 scheplepel magere jus, 1 bakje rauwkost met yoghurtdressing – 's Avonds: 1x taai taai

**Woensdag**
Ontbijt: 2 volkoren crackers met halvajam – Tussendoor: 1 Liga Evergreen – Lunch: 1 volkoren pistolet met tonijn, 1 glas karnemelk – Tussendoor: 1 appel – Diner: 150 gram gekookte aardappelen, 200 gram bietjes, 100 gram kabeljauw, 1 scheplepel magere jus – 's Avonds: streng!

**Donderdag:**
Ontbijt: 1 glas Hero fruitontbijt of 1 volkoren boterham met appelstroop – Tussendoor: 1 x taai taai (let op!) – Lunch: 250 gram magere yoghurt met 10 druiven erin, 1 cracker met halvarine en 1 x kipfilet – Tussendoor: 1 glas halfvolle melk – Diner: 150 gram gekookte aardappelen, 200 gram spruitjes, 75 gram rundergehaktbal, 1 scheplepel magere jus, 1 bakje rauwkost met yoghurtdressing – 's Avonds: 1 sinaasappel

**Vrijdag**
Ontbijt: 1 dubbele plak ontbijtkoek met halvarine – Tussendoor: 1 appel – Lunch: 1 krentenbol, 1 volkoren boterham met halvarine en filet américain, 1 glas karnemelk – Tussendoor: 1 taai taai – Diner: 225 gram spitskool, 150 gram gekookte aardappelen, 75 gram biefstuk, 1 scheplepel magere jus, 1 bakje rauwkost met yoghurtdressing – 's Avonds: 1 glas rode wijn met 1 handje pepsels of een half zakje Snack-a-Jack

**Zaterdag**
Ontbijt: 1 glas Hero fruitontbijt of 1 krentenbol – Tussendoor: 1 kiwi – Lunch: 1 Italiaanse bol met ham en kaas 30+, 250 gram magere yoghurt – Tussendoor: 1 plak cake of eierkoek – Diner: 1 kleine pizza Hawaï (ham/kaas/ananas of groenten met kaas), 1 bakje rauwkost met yoghurtdressing – 's Avonds: 1 glas rode wijn of glas jus d'orange met 1 schaaltje Japanse mix (natuurlijk zonder nootjes ...)

**Zondag**
Ontbijt: 2 beschuitjes met halvarine, 1 x smeerkaas 20+ en 1 x halvajam, 1 glas jus d'orange – Tussendoor: 1 plak ontbijtkoek – Lunch: 1 kop zelfgemaakte soep naar keuze – Tussendoor: 1 appel – Diner: 1 uitsmijter ham/kaas met 1 bakje rauwkost met yoghurtdressing – 's Avonds: 1 plakje cake of 1 eierkoek

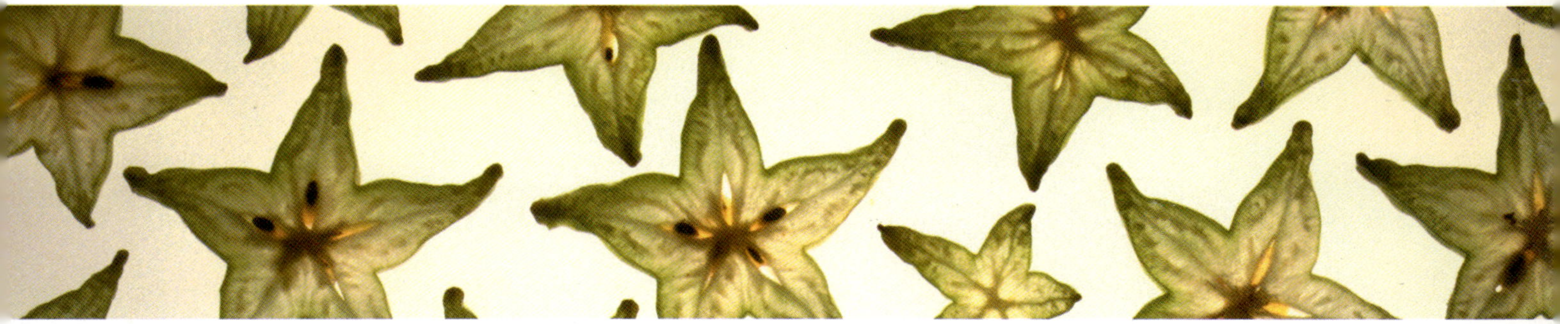

# VRAGEN VAN DE WEEK

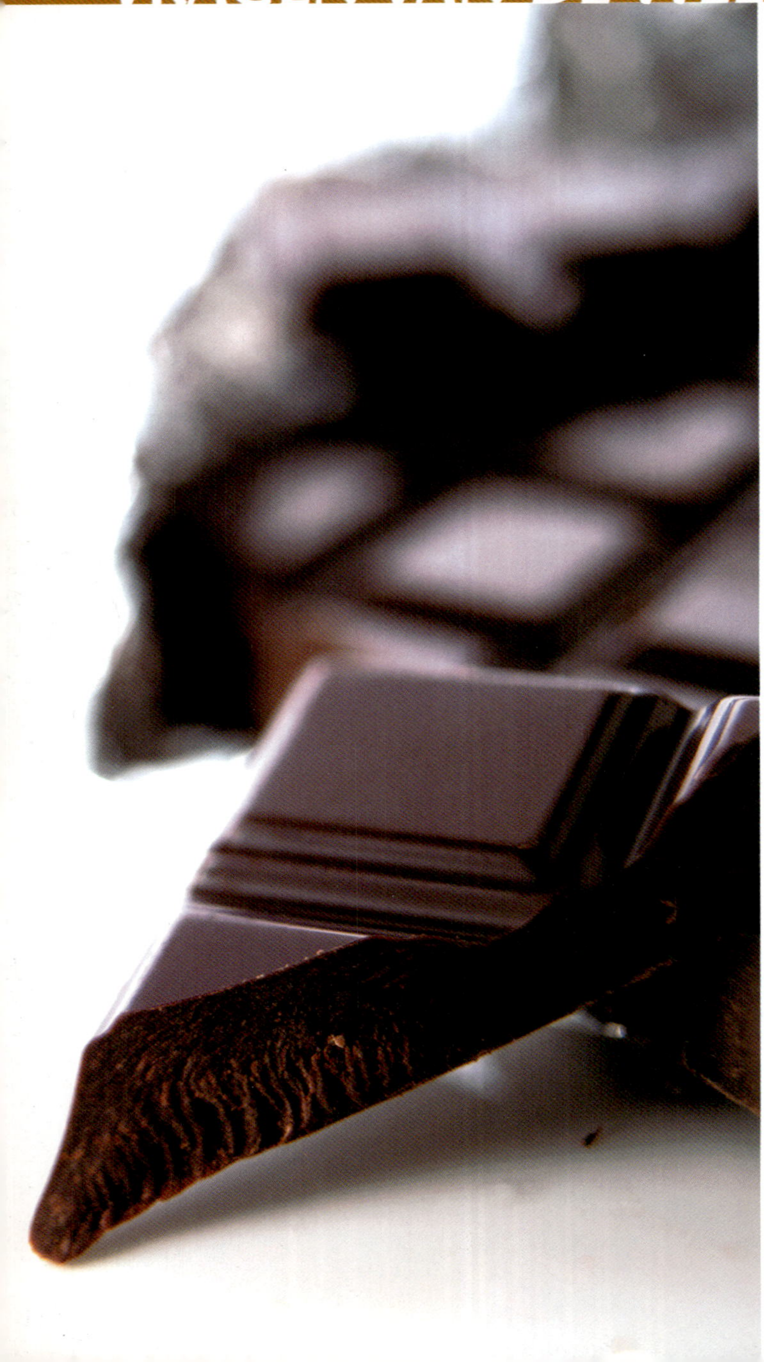

***In de namiddag heb ik altijd trek, wat kan ik daaraan doen?***

Probeer 's middags altijd je tussendoortje te nemen. Heb je dan nog steeds honger of trek. Neem dan je 'veilige' vrucht. Hier word je echt niet dik van. Vermijd koekjes en dropjes want dit zijn echte dikmakers!

***Met boodschappen doen, koop ik altijd teveel lekkere dingen, help!***

De supermarkten willen graag dat jij koopt wat zij je willen verkopen. Niet alles is echter noodzakelijk. Het is bijna een onmogelijke taak om deze verleidingen te omzeilen en bij de kassa te komen met alleen de producten die je op je boodschappenlijstje staan. Maar, ik weet dat je het kunt! Wil je echt controle over je inkoopgedrag hebben? Maak dan een boodschappenlijstje met de noodzakelijke voedingsmiddelen. Een tweede goede strategie is: eten voordat je boodschappen gaat doen. Neem eerst je tussendoortje voordat je de supermarkt in gaat.

***Waar kan een gebrek aan vitamines toe leiden?***

Hieronder een lijst van problemen die het gevolg kunnen zijn van een tekort aan bepaalde voedingsstoffen.

| *Symptoom* | *Onvoldoende* |
|---|---|
| Oogproblemen | Vitamine B12, B6, selenium |
| Haarproblemen | Vitamine A |
| Nervositeit | B6, B12, magnesium, vitamine C |
| Vermoeidheid | Zink, ijzer, vitamine A, B, C, D |
| Spierkrampen | Vitamine B1, D, natrium |
| Huidproblemen | Vitamine A, B-complex, biotine, koper |

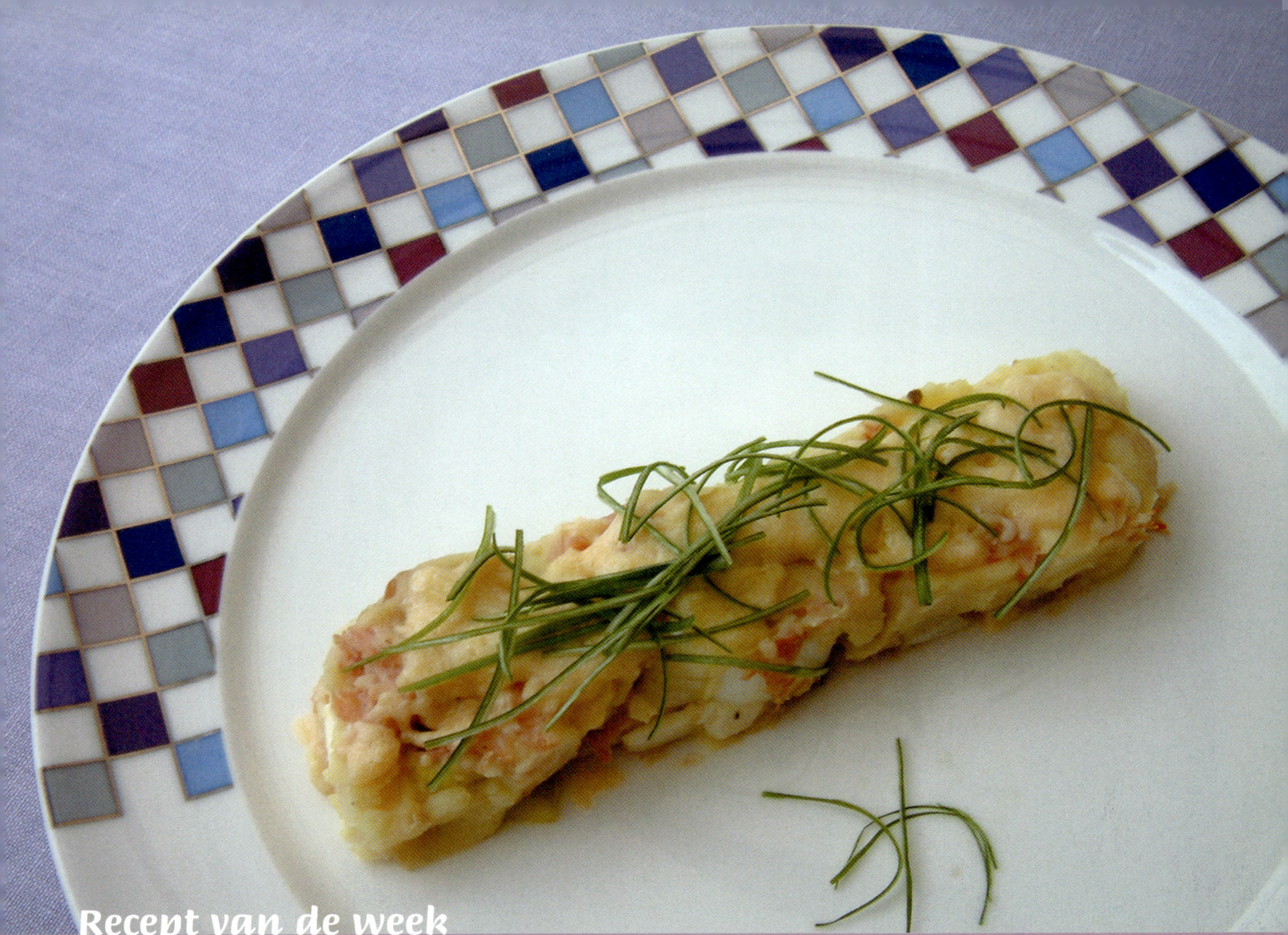

# Recept van de week

***Griekse preistamppot voor 4 personen***

*500 gram aardappelen (of 2 zakjes Maggi puree voor stamppot), 100 gram fetakaas of gemarineerde kippenblokjes, 100 gram gehakte walnoten, 800 gram prei (diepvries van Iglo), 200 gram schouderham in blokjes, 3 teentjes knoflook, Parmezaanse kaas, zout en peper*

*Kook de aardappelen in circa twintig minuten beetgaar (of volg de gebruiksaanwijzing voor de puree). Snijd de fetakaas of kippenblokjes in zeer kleine stukjes. Leg de prei in de pan en laat het ontdooien op een laag vuurtje. Stamp de aardappelen (of puree) met de prei fijn. Voeg de knoflook, de ham, de feta, de noten en een snufje zout toe. Roer alles goed door elkaar. Strooi een laagje Parmezaanse kaas over de stamppot. Zet de puree tien minuten in een hete oven om de kaas te laten smelten. Tip: je kunt de prei vervangen door sperziebonen.*

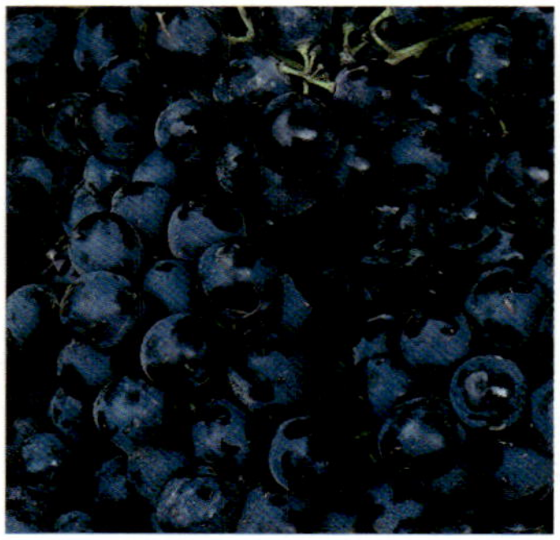
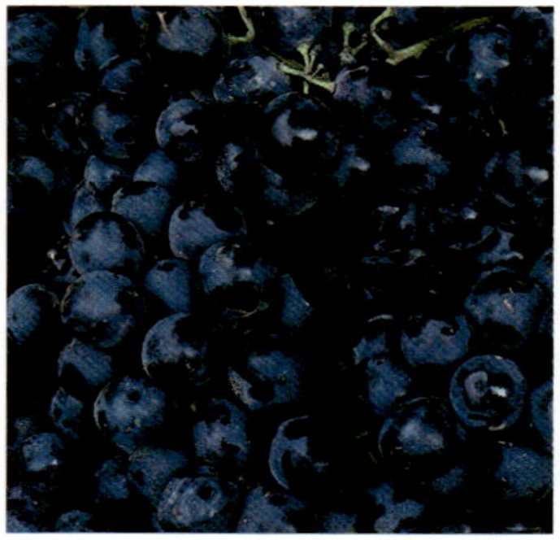
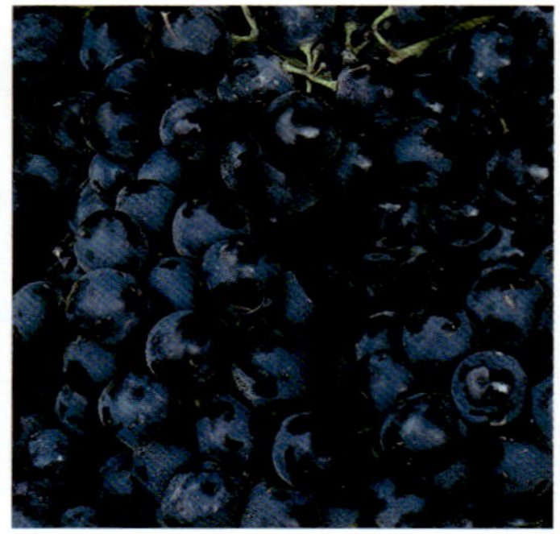
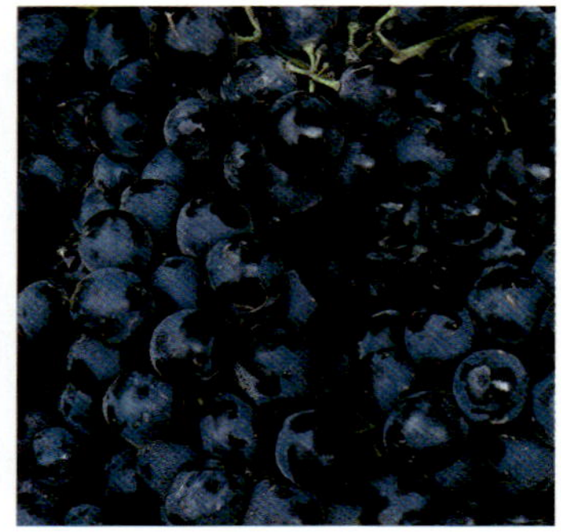
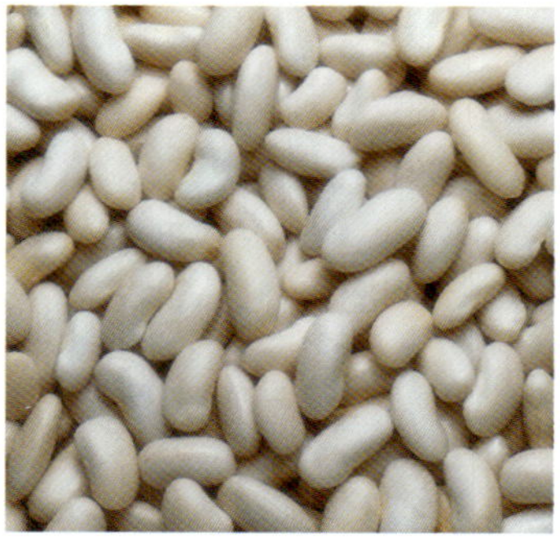
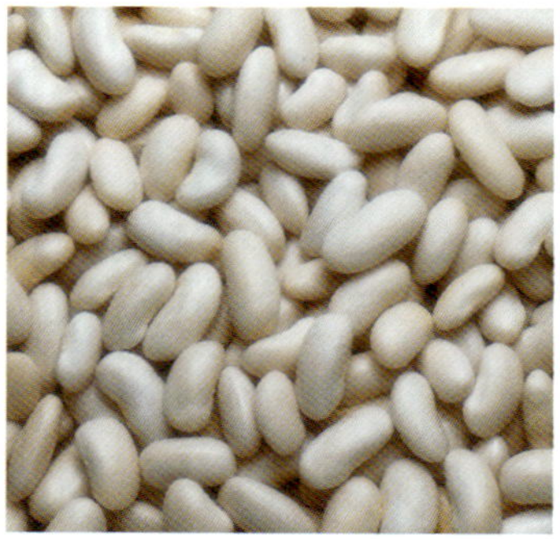
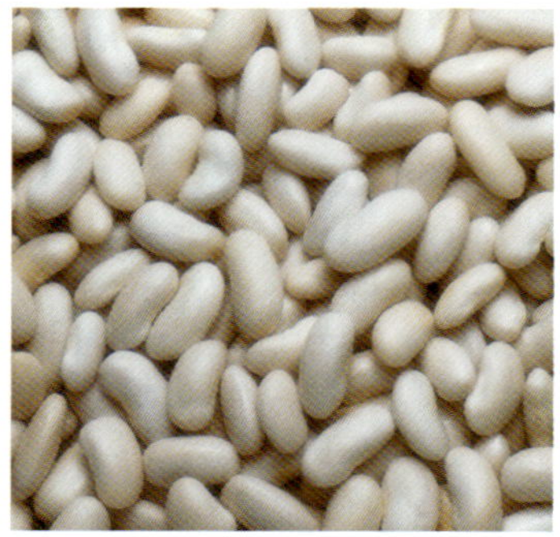
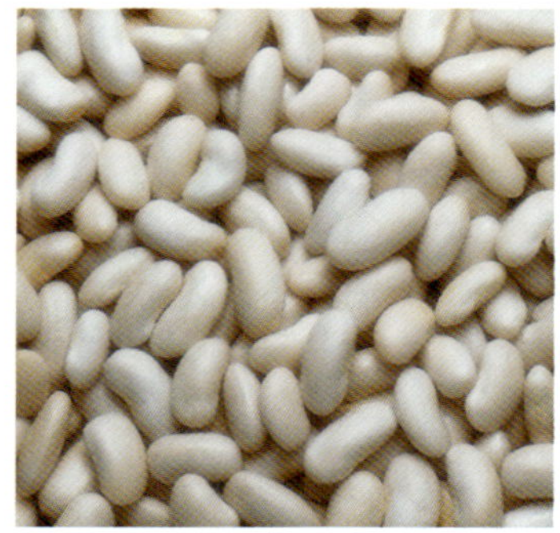
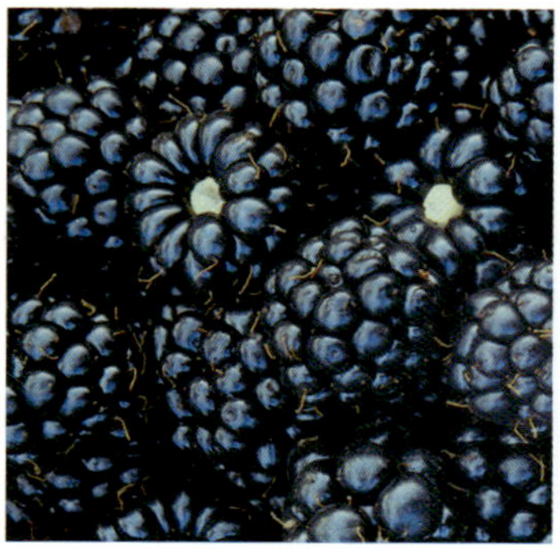
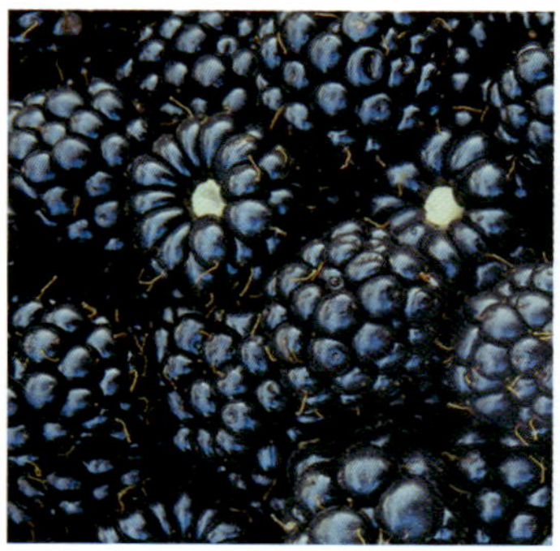
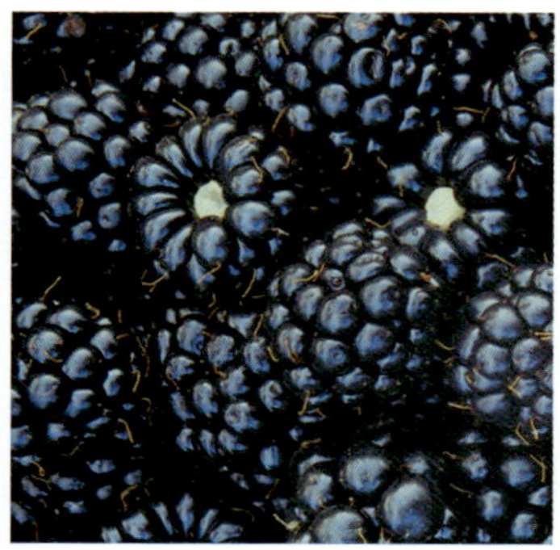
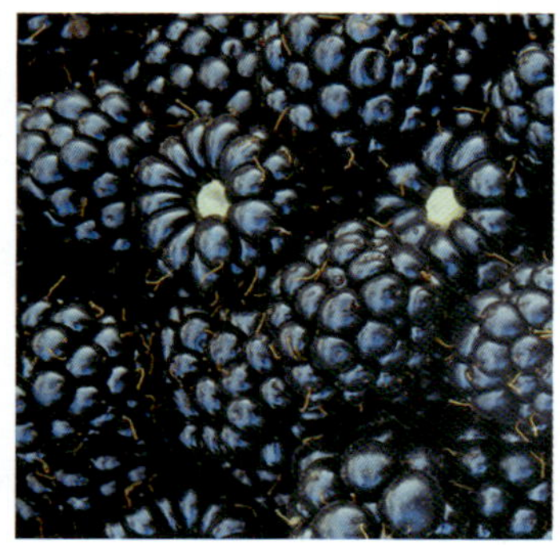
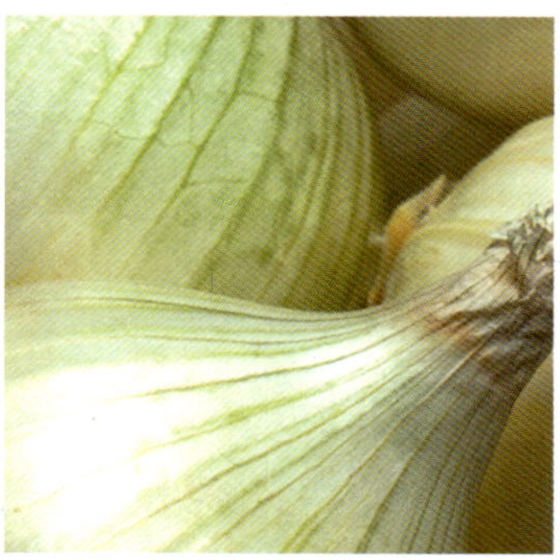
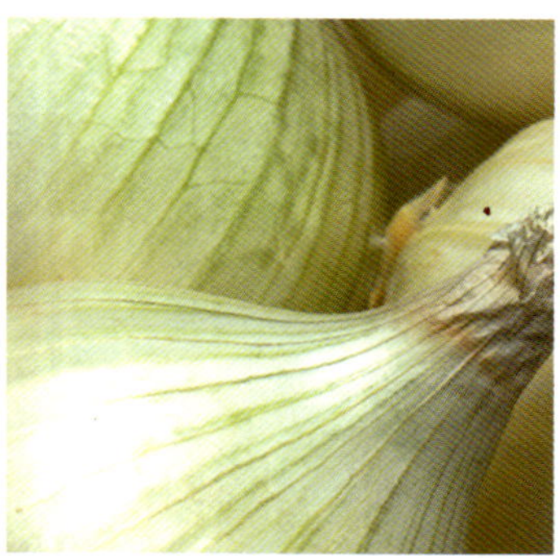
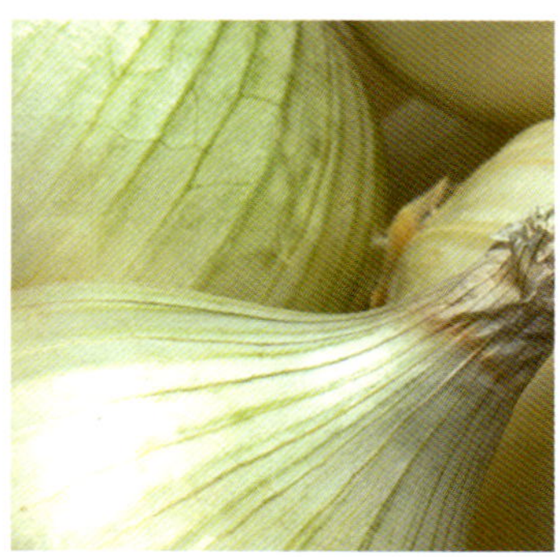
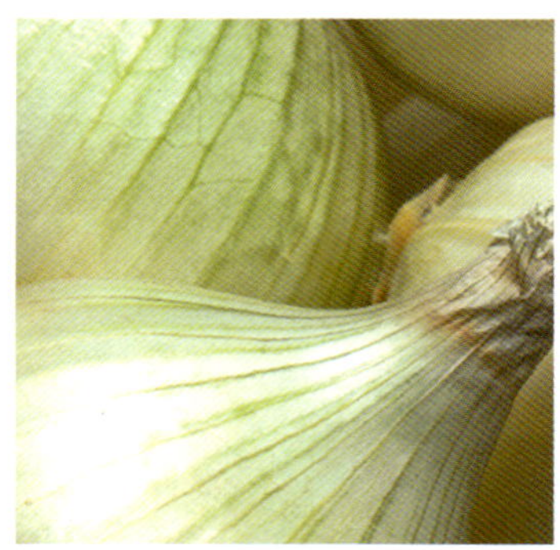

## Verhaal uit de praktijk

JOOST

**Vakantie vieren op z'n Volendams**

*Ga maar eens aan een Volendammer uitleggen dat het verstandig is om een beetje om de lijn te denken tijdens de vakantie. Hij lacht je vierkant uit. Tijdens de vakantie mag alles.*

*Joost was via mijn dieetmethode al ruim twintig kilo afgevallen. Bij vakantie dacht hij echter aan eten, eten en drinken. Hij ging met zijn gezin drie weken naar een camping in Italië. Meestal adviseer ik om een aantal producten mee te nemen, zoals: Liga Evergreens, Japanse mix en cup a soup. Daar begint een Volendammer niet aan. Na zijn vakantie kwam Joost terug om de draad op te pakken. Hij had het leuk gehad. Eenmaal op de weegschaal bleek hij in drie weken zes kilo te zijn aangekomen. Hij had er totaal geen moeite mee en ging er vol goede moed tegenaan. Na vijf weken was Joost zijn vakantiekilo's kwijt.*

*Het is best zonde om zoveel aan te komen tijdens je vakantie. Toch overkomt dit veel cliënten. Daarna hebben ze zoveel zin om af te vallen dat ze snel de draad weer oppakken. Je moet natuurlijk niet 365 dagen per jaar vakantie vieren...*

**THEMA: VAKANTIETIPS**

- Drink minimaal twee liter water.
- Neem niet meer dan twee vruchtensappen per dag vanwege de suikers.
- Ontbijt goed: twee pistolets met beleg naar keuze en een stuk fruit met koffie of thee.
- Lunch sober: vermijd zoveel mogelijk warme maaltijden zoals spaghetti, patat, vleesmaaltijden. Neem liever een salade of een tosti.
- Neem liever geen patat bij je diner, maar een gepofte aardappel. Neem rode sauzen en matig met knoflooksauzen. Rode wijn mag, liever geen bier of witte wijn.
- Kun je het dessert niet weerstaan? Neem dan een toetje met z'n tweeën. Zo bespaar je een aantal calorieën.
- Heb je tussendoor honger, neem dan fruit of een Liga Evergreen.
- Probeer elke dag een uur te bewegen: wandelen, zwemmen of fietsen. Als je lekker beweegt, voel je je ook fitter en heb je minder eetlust.

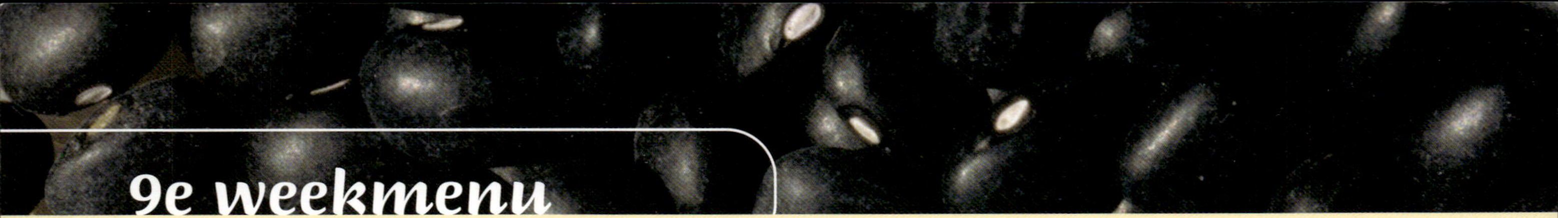

# 9e weekmenu

## Weekmenu: de negende week

De negende week is bewust een strenge week, omdat je vaak ziet dat je in de loop van de weken wat makkelijker bent geworden. In deze week kun je ruim een kilo afvallen. Heb je honger of trek? Laat de leeuw maar brullen. En hiermee bedoel ik dat je best wel een rammelende maag mag hebben, dan ben je juist vetten aan het verbranden. Voor mij was dit altijd een extra motivatie. Probeer je maaltijden zo lekker mogelijk te maken. Leg komkommerplakjes op je broodje met kaas, dat ziet er al leuker uit. Of strooi wat basilicumblaadjes over de pasta. Creatief bezig zijn in de keuken kan een leuke hobby worden.

**VOOR DE VROUW**

**Maandag**
Ontbijt: 1 glas verse jus d'orange met 1 appel – Tussendoor: 1 plakje ontbijtkoek – Lunch: 250 gram Optimel gele vla met 2 schijven ananas, 1 kop opkikker – Tussendoor: 1 cracker met halvajam – Diner: 125 gram gekookte aardappelen, sla met een lightdressing, 75 gram tartaar met uitjes – 's Avonds: streng!

**Dinsdag**
Ontbijt: 1 volkoren boterham met halvarine en 1x kipfilet – Tussendoor: 1 glas Optimel drink – Lunch: 2 volkoren crackers met 1 x appelstroop, 1 x halvajam en 1 sinaasappel – Tussendoor: 1 kop opkikker – Diner: 125 gram gekookte aardappelen, 200 gram groente naar keuze, 1 scheplepel magere jus, 75 gram Quorn (vleesvervanger) – 's Avonds: 1 plak ontbijtkoek

**Woensdag**
Ontbijt: 1 cracker met halvarine en 1 x kipfilet – Tussendoor: 1 glas Optimel drink of 1 glas halfvolle melk – Lunch: 250 gram magere yoghurt met 2 schijven ananas, 1 krentenbol – Tussendoor: 1 beker chocolademelk light – Diner: 225 gram sperziebonen (recept) – 's Avonds: streng

**Donderdag**
Ontbijt: 1 glas Hero fruitontbijt – Tussendoor: 1 Liga Evergreen – Lunch: 1 volkoren boterham met halvarine met 1 plak ontbijtkoek als beleg, 1 glas jus d'orange – Tussendoor: 1 appel – Diner: 125 gram gekookte aardappelen, 200 gram groente naar keuze, 75 gram kipfilet en 1 bakje rauwkost met yoghurtdressing – 's Avonds: 250 gram Optimel gele vla

**Vrijdag**
Ontbijt: 1 glas Hero fruitontbijt – Tussendoor: 1 plak ontbijtkoek – Lunch: 2 volkoren crackers met halvarine, 2 x kipfilet met augurk, 1 kop opkikker – Tussendoor: 1 banaan – Diner: 125 gram gekookte aardappelen, 200 gram doperwten, 75 gram kipburger met 1 scheplepel magere jus – 's Avonds: 1 bakje Japanse mix

**Zaterdag**
Ontbijt: 1 krentenbol – Tussendoor: 1 glas jus d'orange – Lunch: 1 fruithapje (1 appel, 2 schijven ananas, 1 kiwi), 1 dubbele plak ontbijtkoek – Tussendoor: 250 gram magere yoghurt – Diner: 1 bord woksoep met Hollandse groenten (recept) met 1 pistolet – 's Avonds: 1 glas rode wijn

**Zondag**
Ontbijt: 1 volkoren boterham met halvarine met 1 gekookt ei – Tussendoor: 1 appel – Lunch: 1 bord met woksoep (zie zaterdag) met 1 volkoren cracker – Tussendoor: streng – Diner: 125 gram gebakken aardappelen in de olijfolie, 1 boerenomelet (1 ei met een scheutje koffiemelk en kruiden) met 1 grote bak rauwkost met yoghurtdressing – 's Avonds: 1 kiwi

## VOOR DE MAN

**Maandag**
Ontbijt: 1 glas jus d'orange met 1 appel en 1 krentenbol – Tussendoor: 1 plak ontbijtkoek – Lunch: 250 gram Optimel gele vla met 2 schijven ananas en 1 kop opkikker – Tussendoor: 1 cracker met halvajam – Diner: 150 gram gekookte aardappelen, sla met een lightdressing, 75 gram tartaar met uitjes – 's Avonds: 1 Liga Evergreen

**Dinsdag**
Ontbijt: 1 volkoren boterham met halvarine en 1x kipfilet – Tussendoor: 1 glas Optimel drink – Lunch: 2 volkoren crackers met 1x appelstroop 1x halvajam, 1 sinaasappel – Tussendoor: 1 kop opkikker – Diner: 150 gram gekookte aardappelen, 200 gram groente naar keuze, 1 scheplepel magere jus, 75 gram Quorn (vleesvervanger) – 's Avonds: 1 plak ontbijtkoek

**Woensdag**
Ontbijt: 2 crackers besmeerd met halvarine en 2 x kipfilet – Tussendoor: 1 glas Optimel drink of 1 glas halfvolle melk – Lunch: 250 gram magere yoghurt met 2 schijven ananas en 1 krentenbol – Tussendoor: 1 beker chocolademelk light – Diner: 250 gram sperziebonen (recept) – 's Avonds: 1 Sultana koekje

**Donderdag**
Ontbijt: 1 glas Hero fruitontbijt en 1 krentenbol – Tussendoor: 1 Liga Evergreen – Lunch: 1 volkoren boterham met halvarine met 1 plak ontbijtkoek als beleg, 1 glas jus d'orange – Tussendoor: 1 appel – Diner: 150 gram gekookte aardappelen, 200 gram groente naar keuze, 75 gram kipfilet en 1 bakje rauwkost met yoghurtdressing – 's Avonds: 250 gram Optimel gele vla

**Vrijdag**
Ontbijt: 1 glas Hero fruitontbijt en 1 krentenbol – Tussendoor: 1 plak ontbijtkoek – Lunch: 2 volkoren crackers met halvarine en 2 x kipfilet met augurk , 1 kop opkikker – Tussendoor: 1 banaan – Diner: 150 gram gekookte aardappelen, 200 gram doperwten, 75 gram kipburger met 1 scheplepel magere jus – 's Avonds: 1 bakje Japanse mix

**Zaterdag**
Ontbijt: 1 volkoren boterham met halvajam – Tussendoor: 1 glas jus d'orange – Lunch: 1 fruithapje (1 appel, 2 schijven ananas, 1 kiwi), 1 dubbele plak ontbijtkoek – Tussendoor: 250 gram magere yoghurt – Diner: 1 bord woksoep met Hollandse groenten (recept) met 1 pistolet – 's Avonds: 1 glas rode wijn

**Zondag**
Ontbijt: 1 volkoren boterham met halvarine met 1 gekookt ei – Tussendoor: 1 appel – Lunch: 1 bord woksoep (zie zaterdag) met 1 volkoren cracker – Tussendoor: streng – Diner: 150 gram gebakken aardappelen in de olijfolie, 1 boerenomelet (1 ei met een scheutje koffiemelk en kruiden) met 1 grote bak rauwkost met yoghurtdressing – 's Avonds: 1 kiwi

*Een glimlach kost niets*

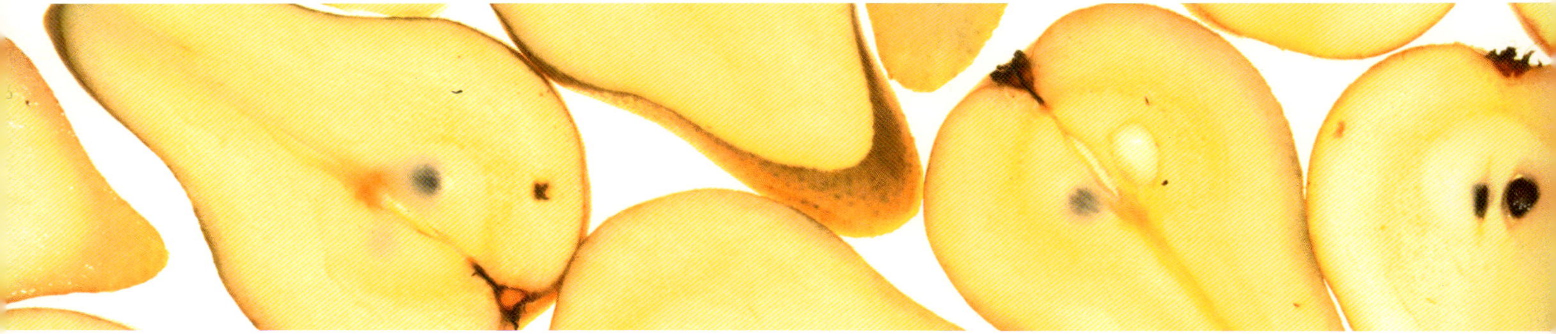

# VRAGEN VAN DE WEEK

***Zijn kunstmatige zoetstoffen slecht?***

Er zijn twee soorten kunstmatige zoetstoffen.

Zoetstoffen met een zekere massa (mannitol, sorbitol en xylitol) hebben ongeveer dezelfde calorische waarde als suiker en worden vaak als vervanger gebruikt, onder andere in kauwgoms en bepaalde jams. Let dus op het etiket.

Intense zoetstoffen, zoals aspartaam, saccharine (bijvoorbeeld NutraSweet) zijn 220 tot 400 maal zo zoet als suiker. Onderzoek heeft uitgewezen dat wanneer je meer dan 25 gram suikervervangers per dag neemt, de kans aanwezig is op hoofdpijn, duizeligheid en vergeetachtigheid. Neem daarom nooit meer dan vier glazen cola light per dag en beperk het aantal zoetjes tot maximaal acht per dag.

***Is gevogelte een dikmaker?***

Kip, tamme eend, kalkoen en gans worden veel gegeten. Ze bevatten eiwitten die lichaamsweefsel opbouwen en herstellen, B-vitaminen voor een gezond zenuwstelsel en wat zink. Eend en gans zijn erg vet, terwijl kip en kalkoen relatief weinig vet bevatten. Kip zonder vel en kalkoenborstfilet bevatten circa vijf procent vet.

***Als ik op mijn streefgewicht ben, mag ik dan nooit meer iets lekkers eten?***

Natuurlijk mag je weer lekkere dingen eten, zoals een stukje gebak of patatjes. Alleen met mate! Zorg dat je de volgende dag een wat strenge dag voor jezelf inplant. Je zult zien dat je niet meer snel aankomt.

***Goede raad***

Een overzicht van dikmakers en slankhouders die je op vakantie kunt tegenkomen.

*Bella Italia:*
**Dikmakers:** tiramisu, salami, mozzarella, gnocchi, gorgonzola, polenta, risotto's of pasta's met roomsauzen, kaas pizza's.
**Slankhouders:** aardbeien, parmaham, artisjokken, pizza met groenten en vis, pasta's met rode saus, ham met meloen, groene salades.

*La douce France:*
**Dikmakers:** cordon bleu, roomkaasjes, paté, croissants, pain au chocolat, quiche lorraine.
**Slankhouders:** bouillabaisse, light kaasjes, tarte tatin, oesters, boeuf bourgignon, salade niçoise.

*Best of Britain:*
**Dikmakers:** clotted cream, pasteitjes, fish and chips, trifle, Scottisch eggs, afternoon tea.
**Slankhouders:** sandwiches, gepofte aardappelen, toast met marmelade, ploughman's lunch.

*Viva Espagne:*
**Dikmakers:** chorizo, churros, paella, sangria, crème catalana, tapas, gefrituurde inktvis.
**Slankhouders:** serranoham, gazpacho, tortilla, artisjokken, gegrilde vis/groenten, geroosterde groenten.

*Goddelijk Grieks:*
**Dikmakers:** baklava, moussaka, keftedes, gefrituurde inktvis, pasteien.
**Slankhouders:** kefir, tzatziki, gegrilde vis en vleessoorten, salades, dolmades.

*Overheerlijk Oostenrijk:*
**Dikmakers:** noedels, gnocchi, kaasfondue, chocolade.
**Slankhouders:** apfelstrudel, fruit, gegrilde forel, maaltijdsoepen.

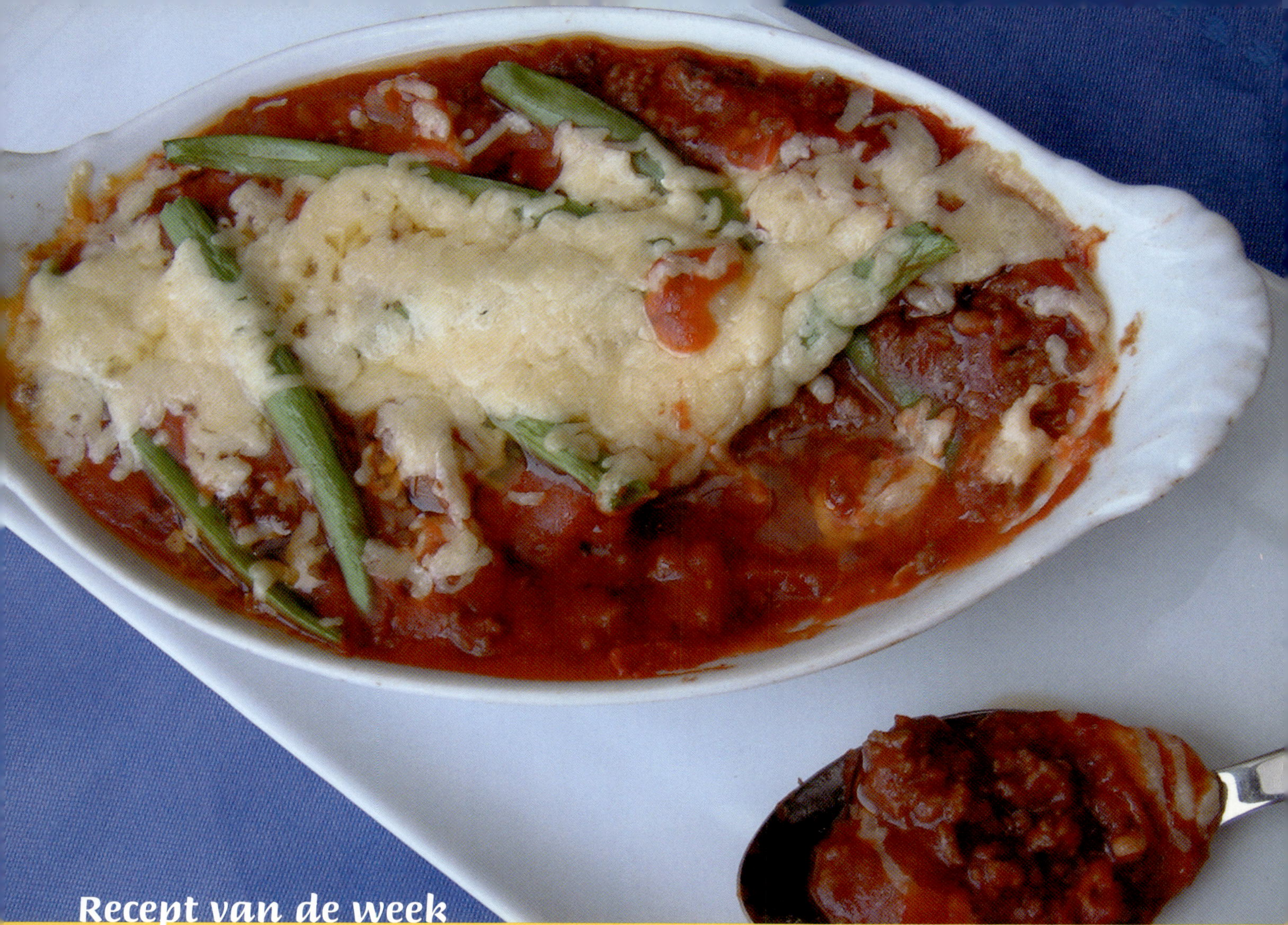

# Recept van de week

***sperziebonengerecht voor 4 personen***

*750 gram verse sperziebonen (óf 1 grote pot), 7 grote aardappelen, pond gehakt, Provençaalse kruiden, half pakje gezeefde tomaten, 100 gr. geraspte 30+ kaas naar keuze*

*Bonen punten en koken (of de deksel van de pot draaien, nóg sneller!). Aardappelen schillen en in schijfjes snijden en deze in de magnetron op vol vermogen gaar laten worden. De aardappelschijfjes in een ovenschaal doen. Ondertussen het gehakt rullen in de pan (zonder boter) en daarbij de Provençaalse kruiden (naar smaak) en de gezeefde tomaten toevoegen. Dit even lekker laten pruttelen. Als de bonen gaar zijn deze toevoegen aan het gehaktmengsel. Goed doorroeren en dit bovenop de aardappelen doen. De geraspte kaas erover strooien en dit nog even in een voorverwarmde oven laten smelten (ongeveer 10 minuten op 180 graden in een elektrische oven). Bevat per portie á 250 gram 320 kilocalorieën.*

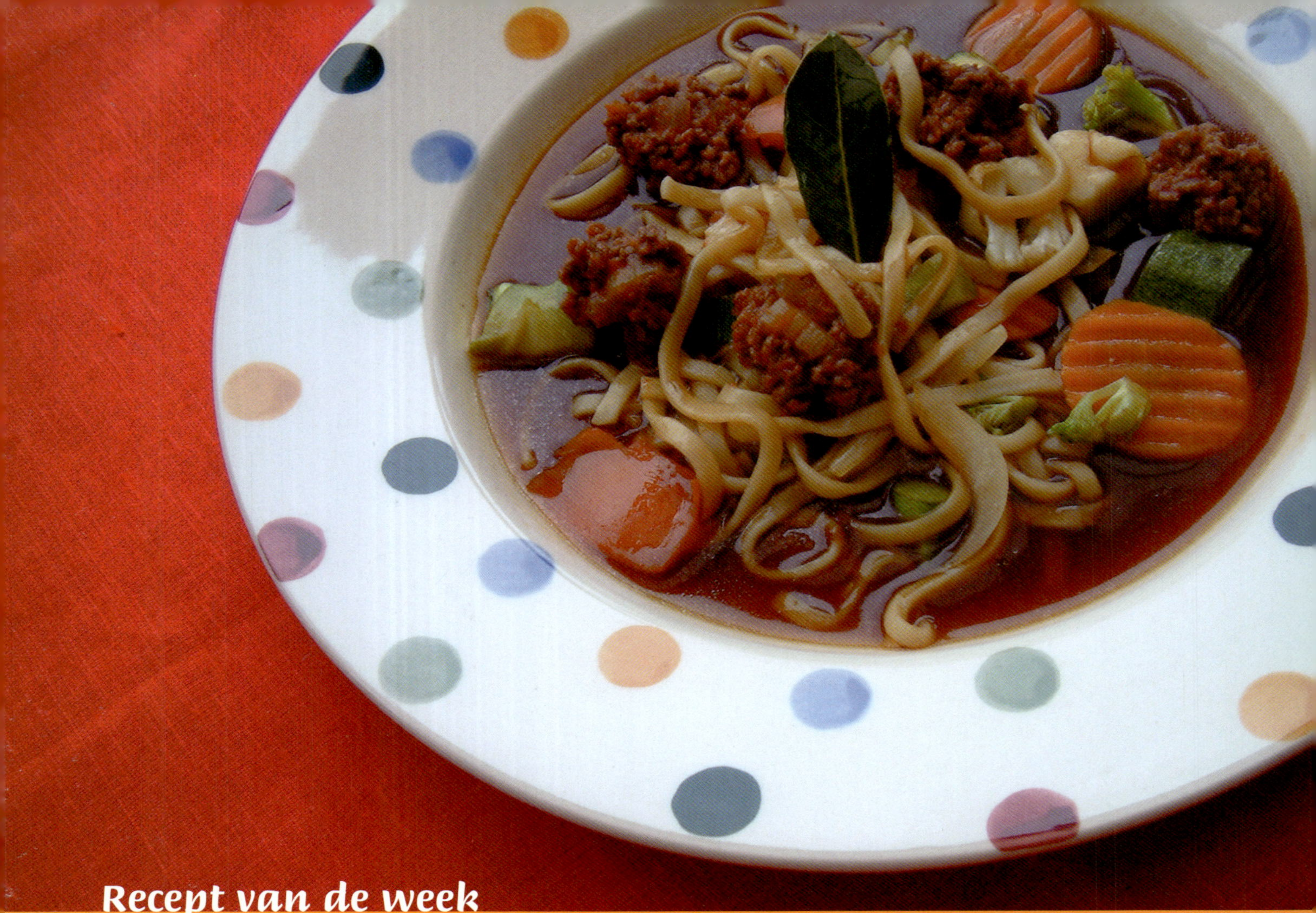

# Recept van de week

***woksoep met Hollandse groenten voor 4 personen***
*400 gr. rundergehakt, 1 ei, 1 eetlepel ketoembar (Conimex), peper, zout, 1 kleine ui, 1 teentje knoflook, 3 trostomaten, 2 eetlepels bakolie met Oosterse kruiden (Sense), 1 pot runderbouillon, 1 pak Hollandse pangroenten (450 gr.), 150 gram eiermie, 2 eetlepels ketjap asin, 0,5 theelepel rode tabasco*

*Meng de gehakt met het ei, de ketoembar en peper en zout naar smaak in een wok. Vorm er kleine balletjes van.*

*Pel en snipper de ui en de knoflook. Was de tomaten en snijd ze in stukjes. Verhit de olie in de wok en bak de ui met de knoflook al omscheppend 5 minuten. Voeg de gehaktballetjes toe en bak ze al omscheppend bruin. Voeg de bouillon en twee potten water toe en breng alles aan de kook. Kook de Hollandse pangroenten en de tomaat 5 minuten mee. Schep de mie erdoor en kook de soep nog 4 minuten. Breng de soep pittig op smaak met de ketjap en de tabasco.*

# hoofdstuk 11

# Verhaal uit de praktijk

ANNELIES

**De cliënte die veranderde in een prinses**

*Annelies is één van mijn liefste en trouwste cliënten, we zijn dol op elkaar. Ze kwam ruim drie jaar geleden bij mij in de praktijk. Het was midden in de zomer en snikheet, maar Annelies droeg een soort wollen bodywarmer om alles te bedekken. Ze was verlegen en terughoudend, had weinig zelfvertrouwen.*

*Annelies wilde veertig kilo afvallen en ze ging er echt voor. Ze kwam elke week en het weekmenu kostte haar totaal geen moeite. 's Morgens nam ze altijd een Hero fruitontbijt (een soort fruitdrankje) omdat ze dan zo weinig trek had. Hiermee maakte ze toch een goede start. Ze hield zich precies aan het menu en binnen een maand was ze negen kilo afgevallen. Om de twee kilo kreeg ze van mij een bos bloemen en voor zichzelf kocht ze iets bij elke vijf kilo. Bij vijftien kilo liet ze zich onder handen nemen door de kapper. Wat een verandering!*

*Elke week begon Annelies meer te stralen. Haar broeken had ze ingenomen en met haar hippe kapsel kende ik haar niet meer terug. Nadat ze dertig kilo was afgevallen trakteerde ze zichzelf op een behandeling bij de schoonheidsspecialiste. Bij het eerstvolgende consult had ze lichte make-up op! Binnen zes maanden was ze op haar streefgewicht en was ze een nieuwe garderobe rijker. Omdat ze haar streefgewicht had bereikt, had haar vriend Ed stiekem een weekend naar Parijs geboekt. Annelies was een echte prinses geworden ...*

## RICHTLIJNEN VOOR DE OVERSCHAKELING OP HET ONDERHOUDSDIEET

Zorg ervoor dat je niet zover afzakt dat je jezelf weer volpropt met eten. Val ook nooit terug in het zittende leventje, vooral omdat je tijdens dit dieetprogramma je stofwisseling verhoogd hebt. Als je actief blijft, zorgt dit juist voor een blijvend hoog stofwisselingstempo. Dit advies is waarschijnlijk het belangrijkste: na beëindiging van het laatste weekmenu verhoog je het dieet met één zuivelproduct en één tussendoortje. Dit geldt zowel voor mannen als vrouwen. Als je mijn adviezen uit de afgelopen hoofdstukken volgt, zul je geen gram aankomen. Als je toch iets aankomt, zal dat maar heel weinig zijn. Volg dan een dag uit het weekmenu en het gewicht daalt weer. Je kunt ook na de laatste dieetweek weer opnieuw enkele weken op dieet gaan.

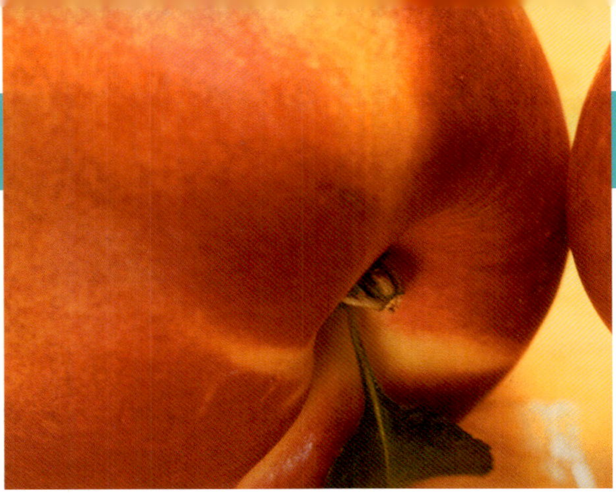

### Een nuttige website voor afslankers

*www.sonjabakker.nl*
Dit is de site van mijn praktijk. Je vindt hier veel praktische tips en veel gezonde recepten. Ook bied ik u via de site een online afslankprogramma op maat aan.

### *Zorg altijd voor vers fruit*

Eén van de omschakelingen die mij op de lange duur ontzettend heeft geholpen (en nu nog), is de vervanging van gebak, snacks en andere calorierijke producten door fruit. Zorg dat je altijd een goed gevulde fruitschaal in het zicht hebt staan. Je kunt je 'veilige' vrucht nemen, zonder ooit een vervelend hongergevoel te hebben en zonder je zorgen te maken over je gewicht. Onthoud dat je erg hard hebt moeten werken om al die kilo's te verliezen die je nu kwijt bent.

Ten slotte alle adviezen nogmaals op een rijtje:

1. Neem dagelijks genoeg lichaamsbeweging
2. Gebruik niet teveel zout
3. Eet zoveel mogelijk verse producten
4. Drink minimaal acht grote glazen water per dag
5. Als je trek hebt, neem dan fruit

Als je het streefgewicht hebt bereikt, weet je ook hoe je dit gewicht kunt behouden. Je hebt de juiste methode leren kennen om geen pondje meer aan te komen, dat eerder door het mondje ging. Het geheim om je lichaamsgewicht continu op peil te houden kan worden samengevat in slechts zeven overduidelijke woorden:

***Eet minder vet en zorg voor lichaamsbeweging!***

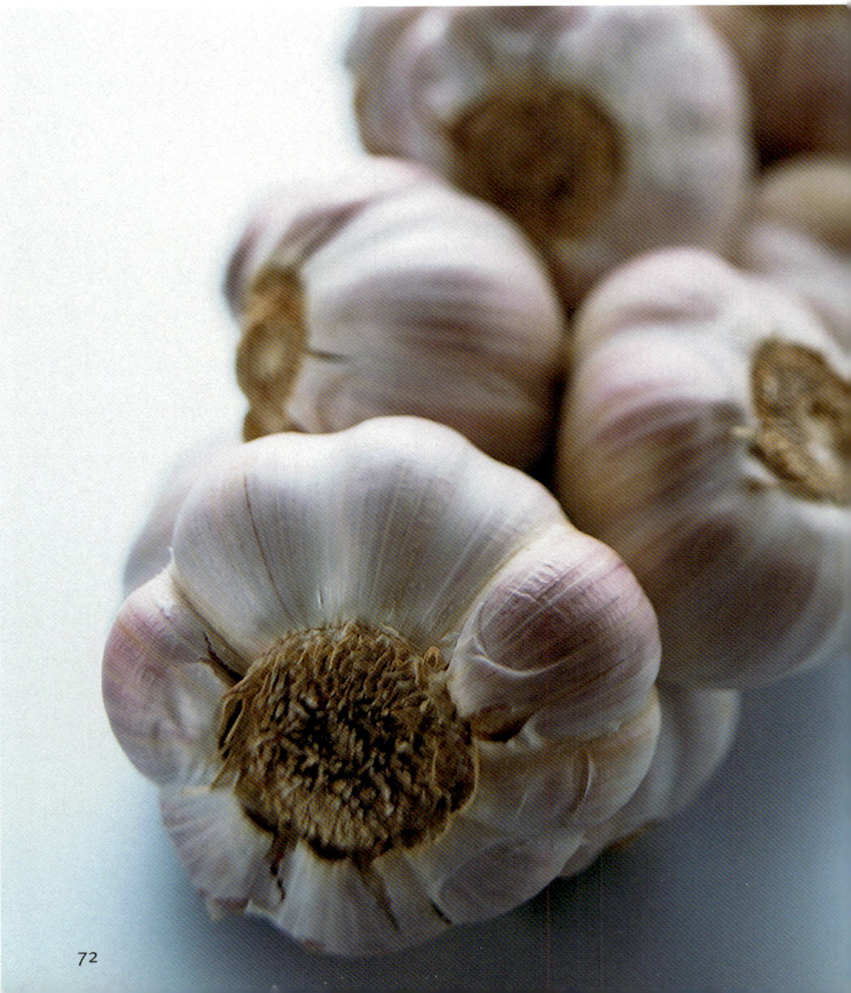

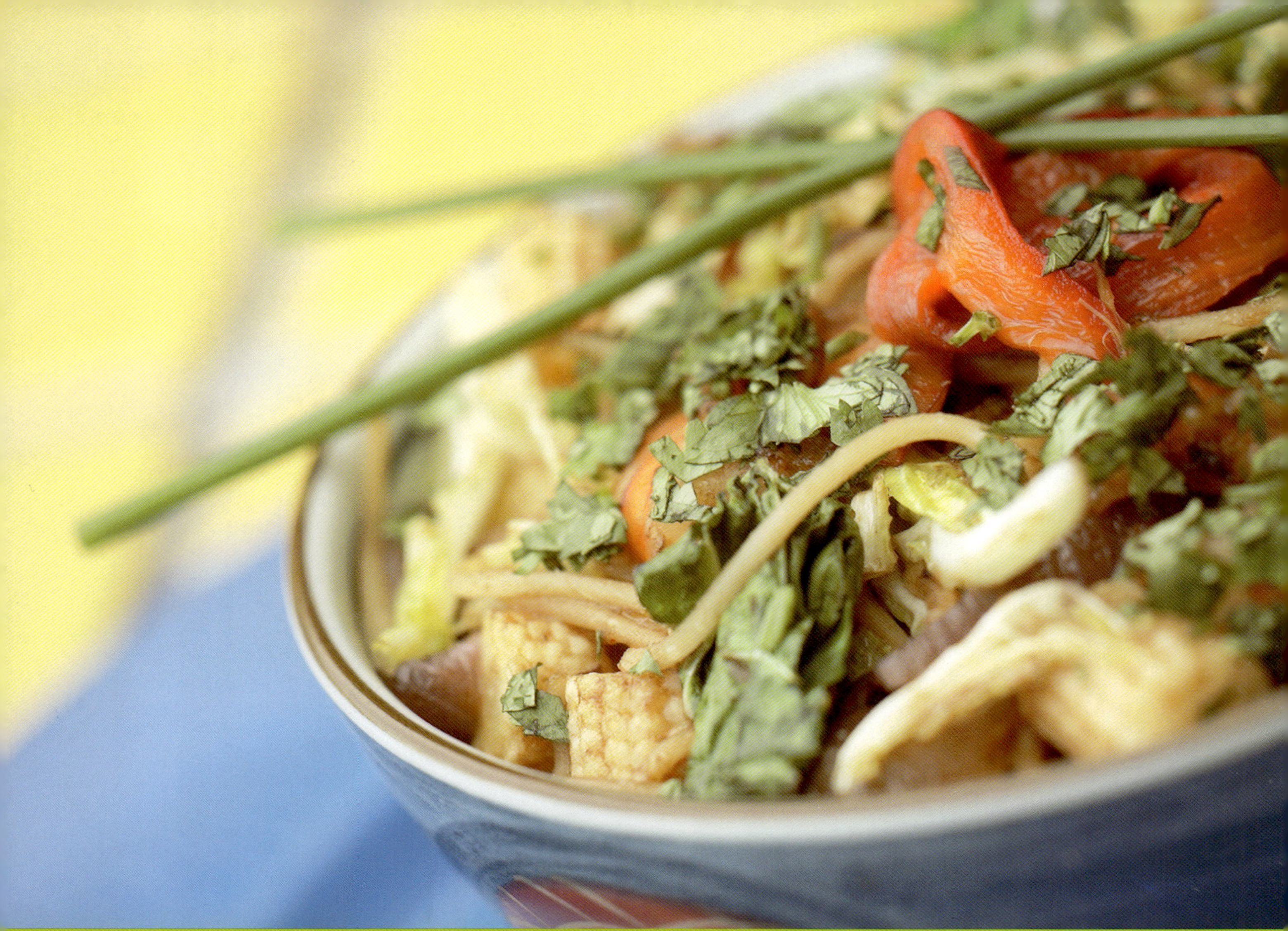

# Recepten om van te smullen

hoofdstuk 12

*In dit hoofdstuk vind je een aantal recepten voor de variatie. Allemaal vetarm en makkelijk om te maken.*

### *Kaas-uienstokbrood (voor 2 personen)*

**Ingrediënten:**
- 1 afbakstokbrood
- 1 ui
- 100 gram geraspte 30+ kaas

**Werkwijze:**
Maak de ui schoon en snijd hem in zeer dunne ringen. Warm de oven voor op 240 °C. Meng de ui met de geraspte kaas. Snijd van het voorgebakken stokbrood over de hele lengte een klein kapje en snijd het brood in de lengte open. Strooi 3/4 van het uienkaasmengsel over de binnenkant van het stokbrood en strooi de rest voorzichtig over de bovenkant. Bak het stokbrood ongeveer 10 minuten midden in de oven.

Per persoon 180 kilocalorieën.

### *Versierde eierkoek*

Eierkoek besmeren met 2 eetlepels slagroom light, versieren met plakjes aardbei of kiwi. Heerlijk en makkelijk.

Tip: je kunt de eierkoeken in de vriezer bewaren.

### *Kip-compleet uit de braadschotel (voor 2 personen)*

**Ingrediënten:**
- 2 kippenpoten
- 1 stukje ui
- 150 gram worteltjes
- 100 gram champignons
- 300 gram geschrapte krielaardappelen
- 150 gram diepvriesdoperwten
- peper en zout
- 1 mespuntje tijm
- 1 laurierblad

**Werkwijze:**
Zet de braadschotel 15 minuten voor gebruik in ruim koud water. Warm de oven voor op 240 °C. Verwijder het vel van de kippenpoten en leg ze in de braadschotel. Snijd de ui klein. Was of schrap de worteltjes en snijd ze enkele keren. Maak de champignons schoon en snijd ze een keer door. Was de aardappelen. Verdeel de krielaardappelen en de groente over de kippenpoten. Strooi er peper, een beetje zout en tijm over. Steek het laurierblad ertussen. Leg de deksel op de schotel en zet hem 1 uur midden in de oven.

Per portie 290 kilocalorieën.

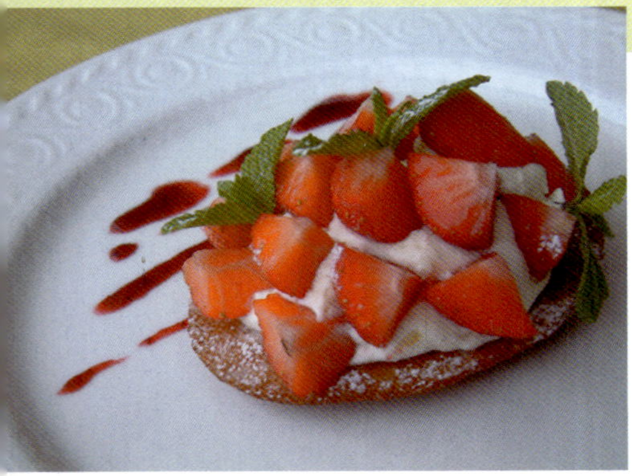
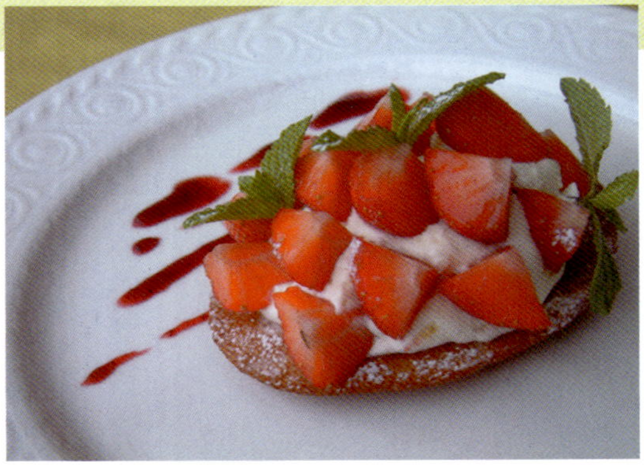
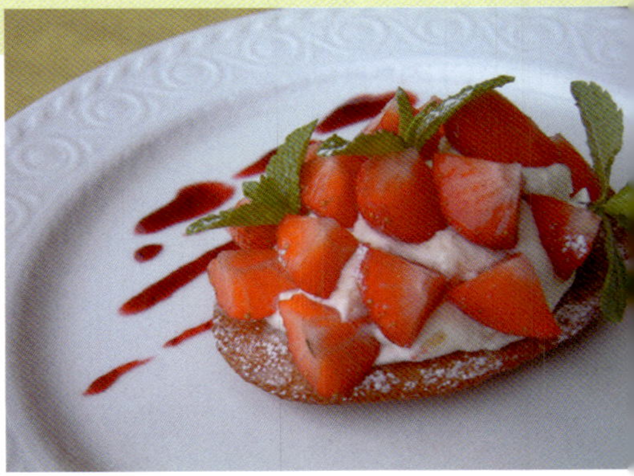

### *Spiegelei met groente (voor 2 personen)*

**Ingrediënten:**

- 250 gram aubergine
- 1/2 paprika
- 2 tomaten
- 1 ui
- 1 teentje knoflook
- 10 gram bak en braad
- peper en zout
- 1/2 theelepel oregano
- 2 eieren

**Werkwijze:**
Was de aubergine en snijd deze in plakken. Maak de paprika schoon, verwijder de steelaanzet, zaadlijsten en pitjes en snijd hem in blokjes. Was de tomaten, halveer ze en schep de pitjes eruit. Snijd de tomaten in stukjes. Maak de ui en de knoflook schoon en snijd ze klein. Verwarm de Becel bak en braad en fruit hierin de ui en de knoflook lichtbruin. Voeg de aubergine, de paprika en de tomaat toe en strooi er peper, zout en de oregano over. Stoof de groente in 5 minuten. Breek de eieren erop en bak ze mee tot het eiwit is gestold en de dooier eventueel nog vochtig is.

Per persoon 150 kilocalorieën.

### *Preisoep (voor 2 personen)*

**Ingrediënten:**

- 200 gram prei
- 1 eetlepel olijfolie
- 3 dl (groente)bouillon (tablet)
- 1 mespuntje tijm
- 1 takje peterselie
- peper, zout
- 2 eetlepels magere yoghurt of
- 2 eetlepels geraspte 20+ kaas

**Werkwijze:**
Maak de prei schoon. Snijd de prei in dunne ringen. Verwarm de olie. Voeg de prei toe en smoor hem 10 minuten op zacht vuur. Voeg de bouillon en de tijm toe en kook de soep 5 minuten. Roer de soep door een roerzeef of maak hem fijn in een keukenmachine. Warm de soep in de pan nog even goed door. Was de peterselie en knip het takje fijn. Maak de soep op smaak met peper en zout. Verdeel de soep over 2 kommen, schep in elke kom 1 eetlepel yoghurt en strooi er wat peterselie over. In plaats van yoghurt kun je er ook wat geraspte kaas overheen strooien.

Per portie 75 kilocalorieën.

### *Pittige snijbonen met wortel (voor 4 personen)*

**Ingrediënten:**

- 500 gram snijbonen
- 300 gram wortels
- 1 ui
- 2 teentjes knoflook
- 2 theelepels shoarmakruiden
- zout
- 1 dl water

**Werkwijze:**
Pel en snipper de grote ui. Pel 2 teentjes knoflook. Snijd de snijbonen in stukjes van 1 cm. Was de worteltjes en snijd ze in plakjes. Verhit een klein beetje Becel olijfolie in een braadpan en fruit de ui. Pers de teentjes knoflook erboven uit. Schep de snijbonen, worteltjes, shoarmakruiden, zout en 1 dl water erdoor. Laat met het deksel op de pan de snijbonen en wortel in ± 15 minuten gaar worden.

Per portie 120 kilocalorieën.

### *Appelcake*

**Ingrediënten:**
- margarine (om de vorm in te vetten)
- bloem
- 2 kleine appels
- 1 citroen
- 25 gram margarine
- 75 gram magere kwark
- 100 gram suiker
- 1 zakje vanillesuiker
- mespuntje zout
- 2 eieren
- 100 gram zelfrijzend bakmeel
- poedersuiker

**Werkwijze:**
Bestrijk een springvorm (15 cm doorsnee) met margarine en bestuif hem met bloem. Verwarm de oven voor op 160 °C. Schil de appels, snijd ze in parten en snijd de appelparten aan de bolle kant enkele malen in. Boen de citroen met warm water goed schoon en rasp het buitenste van de schil eraf. Roer de margarine met de kwark, de twee suikers, de citroenschil en het zout zacht. Voeg één voor één de eieren toe. Zeef het zelfrijzend bakmeel boven de kom en roer het erdoor tot het deeg een gladde massa is. Doe het deeg in de springvorm en druk de appelparten met de volle kant naar boven in het deeg. Bak de appelcake 1 uur in de oven. Bestrooi de afgekoelde cake met poedersuiker. Snijd de cake in 8 punten.

Per persoon 180 kilocalorieën.

### *Pommes Gratin (voor 4 personen)*

**Ingrediënten:**
- 1 teentje knoflook
- 5 grote, vastkokende aardappelen
- 3 eetlepels versgeraspte parmezaanse kaas
- 6 dl groente- of kippenbouillon
- snufje geraspte nootmuskaat
- zout en zwarte peper

**Werkwijze:**
Verwarm de oven voor op 200 °C. Snijd het teentje knoflook doormidden en wrijf de bodem en de zijkanten van een grote, ondiepe ovenschaal ermee in. Snijd de aardappelen in dunne schijfjes en leg eenderde ervan in de schaal. Strooi er wat kaas over en breng ze op smaak met zout en peper. Giet een klein beetje bouillon over de aardappelen, zodat ze niet verkleuren. Bouw de schotel verder op. Eindig met geraspte kaas en giet de resterende bouillon erover. Strooi de geraspte nootmuskaat erover. Bak het gerecht in 75 minuten á 90 minuten in de oven tot de aardappelen gaar zijn en de randjes mooi bruin.

Ui is ook lekker in dit recept. Snijd een middelgrote ui in dunne ringen en leg deze op de kaas.

Per persoon 178 kilocalorieën.

### *Maaltijduiensoep (voor 2 personen)*

**Ingrediënten:**
- 500 gram uien
- 1 eetlepel olijfolie
- 1 theelepel kerrie
- 2 eetlepels bloem
- 1 liter (groente)bouillon
- 2 gesneden boterhammen
- 75 gram 30+ kaas

**Werkwijze:**
Maak de uien schoon en snijd ze in dunne ringen. Verwarm de olie, fruit hierin de uien met de kerrie glazig. Strooi de bloem over de uien en warm dit goed door. Giet er, onder goed roeren, gedeelten van de bouillon bij. Kook de soep 30 minuten op een zacht vuur. Snijd uit het brood 2 rondjes en rooster ze. Verdeel de soep over 2 kommen. Leg de geroosterde boterhammen erop en strooi de kaas erover. Zet de soepkommen even onder de grill tot de kaas gekleurd is. Eet smakelijk!

Per portie 170 kilocalorieën.

### *Italiaanse stamppot (voor 4 personen)*

**Ingrediënten:**
- 500 gram broccoli of andijvie
- 500 gram aardappelen of 2 zakjes Maggi puree voor stamppot
- 150 gram gorgonzola in kleine stukjes of 150 gram achterham in blokjes
- 100 gram gehakte walnoten
- 2 teentjes knoflook

**Werkwijze:**
Kook de aardappelen en broccoli (of andijvie) in circa 20 minuten beetgaar. Of voor de aardappelen bereid de 2 zakjes Maggi puree zoals aangegeven (géén klontje boter toevoegen!). Schep de broccoli/andijvie met de gorgonzola, achterham, knoflook en noten door de puree. Zet de puree 10 minuten in een hete oven om de kaas te laten smelten.

Tip: om de kaas gemakkelijk te kunnen snijden, leg je deze ongeveer 15 minuten in de diepvries.

Per persoon 370 kilocalorieën.

### *Gepocheerde zalm met broccoliroosjes (voor 2 personen)*

**Ingrediënten:**
- 2 stuks zalmfilet á 100 gram
- visbouillonblokje
- 1 dl witte wijn
- 4 dl water
- 250 gram broccoli
- 2 tomaten
- olijfolie
- bieslook

**Werkwijze:**
Breng 4 dl water met 1 dl droge witte wijn en een visbouillonblokje aan de kook. Doe zodra de bouillon kookt de zalm erbij en laat dit zachtjes 6 minuten doorkoken. Kook intussen de broccoliroosjes in 3 á 4 minuten. De tomaten in plakjes snijden en door de olijfolie halen.

**Koude variant als maaltijdsalade**
Zalm uit de pan halen en laten afkoelen. Broccoli laten afkoelen. Nadat beide zijn afgekoeld voorzichtig door elkaar mengen en opdienen met de plakken tomaat. Hierover wat bieslook strooien. Eventueel ook wat koude pasta erdoor doen.

**Warme variant**
Zalm uit de pan op het bord leggen en garneren met de broccoli en tomaten. Over dit geheel wat bieslook strooien. Lekker met pasta.

Per portie 265 kilocalorieën.

### *Pomodori repiene (gevulde tomaten) (voor 4 personen)*

**Ingrediënten:**
- 8 middelgrote tomaten
- 150 gram rundergehakt
- 1 bos peterselie
- 2 uien
- 2 teentjes knoflook
- 4 eetlepels paneermeel
- 4 eetlepels parmezaanse kaas
- 1 eetlepel citroensap
- peper en zout

**Werkwijze:**
De tomaten wassen en van elk een 'dekseltje' afsnijden en wel zo dat je goed bij het binnenste van de tomaat kunt komen. Hol de tomaat uit met een lepeltje. De tomaten op hun kop laten uitlekken. Het rundergehakt bakken. De peterselie, ui en knoflook wassen en zeer fijn snijden. Dit doe je vervolgens allemaal bij het rundergehakt, plus het vruchtvlees van de tomaten. Ongeveer 5 minuten laten bakken. De oven voorverwarmen. Roer daarna de paneermeel en de kaas er doorheen. Vul de tomaten met het prutje. De tomaten in het midden van de oven circa 20 minuten verwarmen tot de paneervulling mooi bruin ziet.

Bevat per 2 tomaten 220 kilocalorieën, exclusief aardappelen of rijst.

***Preiprutje (voor 2 personen)***

**Ingrediënten:**

- 3 stelen prei
- 1 bakje champignons
- 100 gram gepaneerde kippenblokjes
- 1 eetlepel olie
- scheutje magere melk
- 2 sauslepels Honig groentesaus
- 1 scheplepel ketjap

**Werkwijze:**
Snijd de prei en champignons in plakjes. Bak de kippenblokjes in de koekenpan. Ondertussen roerbak je de prei en champignons in een scheutje melk. Laat het prutje 10 minuten op een laag pitje roerbakken. Daarna gaan de kippenblokjes ook in het prutje. Vervolgens de groentesaus er aan toevoegen. Laat het geheel nog 5 minuten roerbakken.

Bevat per portie à 225 gram: 280 kilocalorieën, exclusief 125 gram gekookte aardappelen of rijst.

***Ratatouille (voor 4 personen)***

**Ingrediënten:**

- 3 uien
- 1 courgette (niet schillen)
- 1 aubergine (niet schillen)
- 2 tomaten
- 1 groene paprika
- 1 rode paprika
- 4 aardappels
- 300 gram kippenblokjes
- 3 tenen knoflook
- 4 eetlepels ketjap asin
- 3 eetlepels dille
- zout en peper

**Werkwijze:**
Bak de uien en knoflook in een scheutje olijfolie. Voeg de kippenblokjes toe. Daarna de zout, peper en dille toevoegen. 2 à 3 koppen water toevoegen. Snijd alles in kleine stukjes, inclusief de aardappels. Voeg de rest van de groente toe. Daarna de ketjap toevoegen (naar smaak). Alles zachtjes doorkoken tot de aardappels gaar zijn, dan is de rest ook gaar. Opdienen met een frisse salade.

Bevat per portie van 225 gram: 320 kilocalorieën.

***Lasagne Rapida (de snelle lasagne) (voor 4 personen)***

**Ingrediënten:**

- 300 gram broccoli
- 16 velletjes lasagne
- 200 gram gekruide kipfilet
- 250 gram ricotta (kaassoort)
- 1 eetlepel citroensap
- 1 bosje basilicum
- 4 eetlepels pijnboompitten
- 3 eetlepels parmezaanse kaas
- zout en peper

**Werkwijze:**
Kook de broccoli beetgaar. De kipfilets in kleine stukjes hakken en bakken in de koekenpan. De ricotta en citroensap in een kom doorroeren. De basilicum klein snijden en er ook doorheen roeren. In de ovenschaal begin je met een laagje kippenblokjes, daar overheen broccoli (kleine stukjes), bedekken met lasagnevellen en bestrijken met het ricottamengsel. Weer een laagje kippenblokjes enzovoort, tot alles op is. Eindig met het ricottamengsel. Tot slot de pijnboompitten en de kaas mengen en over de lasagne strooien. De lasagne in het midden van de oven schuiven en circa 20 minuten laten verwarmen tot de oppervlakte lichtbruin is.

Bevat per portie à 250 gram: 410 kilocalorieën.

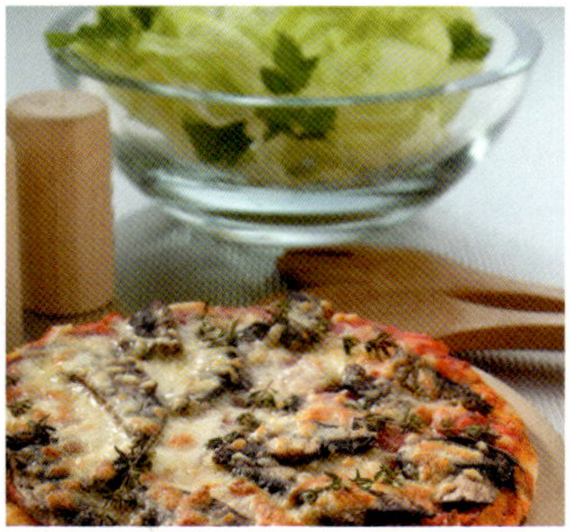 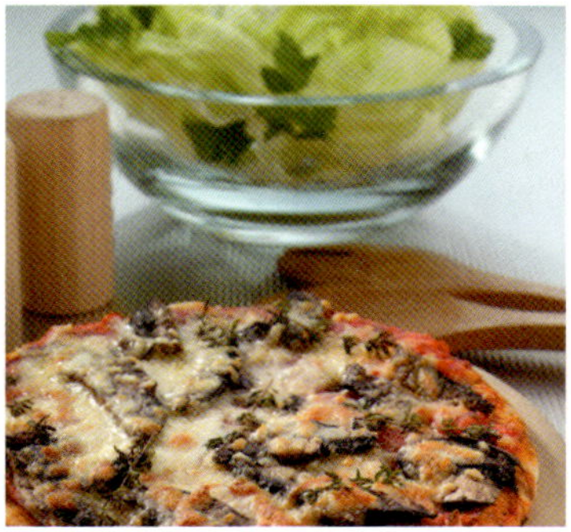 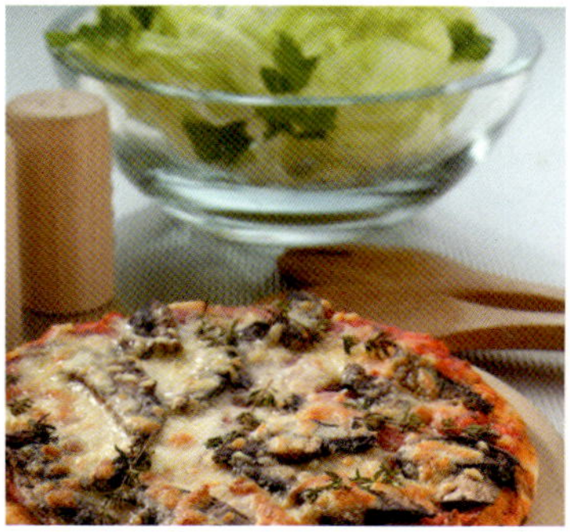 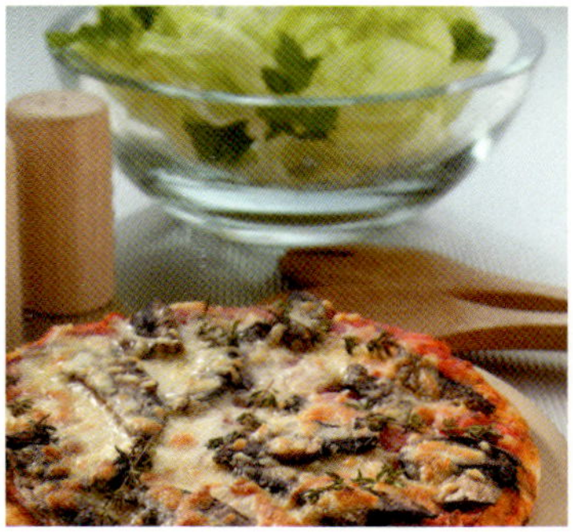

***Pizza Margherita (met tomatensaus en Mozzarella) (voor 4 personen)***

**Ingrediënten:**
- 2 pakjes Danerolles Pizza en Tomato (vers deeg en makkelijk)
- 1 eetlepel olijfolie
- 2 uien
- 2 teentjes knoflook
- 200 gram champignons
- 3 tomaten
- 1 gele paprika
- 100 gram achterham in plakjes
- 375 gram Mozzarella
- 1 bosje basilicum

**Werkwijze:**
Volg de instructies op van het pakje Danerolles. De ui, champignons, tomaten, paprika en de knoflook zeer klein snijden en vervolgens laten bakken in wat olijfolie. Inmiddels zijn de pizzabodems klaar en kun je de tomatensaus van het pakje over de pizzabodems uitstrijken. Vervolgens het prutje over de pizza's verdelen. De mozzarella en achterham in pakjes snijden, de basilicumblaadjes afplukken en dit alles over de pizza's verdelen. De pizza's 20 minuten laten bakken. De kaas moet wel smelten, maar mag niet erg bruin worden. Een aanrader voor iedereen die weinig tijd heeft en toch iets lekkers op tafel wilt zetten. Serveer er een frisse salade bij. Eet smakelijk!

Bevat per pizza 380 kilocalorieën.

***Cipolle al balsamico (uien in balsamico-azijn) (voor 4 personen)***

**Ingrediënten:**
- 600 gram kleine, rode uien
- 5-10 blaadjes salie
- 2 eetlepels olijfolie
- 4 eetlepels balsamico azijn
- 2 eetlepels rode wijn
- 2 theelepels honing
- peper en zout

**Werkwijze:**
De uien pellen en in de lengte halveren. De helften nogmaals halveren. De blaadjes salie wassen en in kleine reepjes snijden. Olijfolie in de koekenpan heet laten worden. Vervolgens de uien en salie er doorheen roeren en circa 3 minuten laten fruiten. De balsamico azijn, rode wijn en de honing door de uien roeren. Zout en peper erover en de pan afdekken. Ongeveer 10 minuten laten smoren. Opdienen met ciabattabrood en een frisse salade.

Bevat per portie 125 kilocalorieën.

### *Roergebakken kip met komkommer en lente-ui (voor 2 personen)*

**Ingrediënten:**
- 200 gram kipfilet
- 1 stukje komkommer van circa 12 cm
- 3 lente-uitjes
- 2 eetlepels olijfolie
- 1 knoflookteentje
- 1 eetlepel sojasaus
- 1 mespunt suiker
- cayennepeper

**Werkwijze:**
Snijd de kipfilet in blokjes van circa 2 centimeter. Schil de komkommer, snijd hem overlangs doormidden en schraap met een theelepel de zaadjes eruit. Snijd de komkommerhelften in blokjes van 1 à 2 centimeter. Laat de komkommer in een zeef uitlekken. Snijd de schoongemaakte lente-uitjes schuin in stukjes van circa 3 cm. Verhit de olie in een wok of braadpan en roerbak de blokjes kip rondom lichtbruin. Pers de knoflook erboven uit en voeg de lente-ui toe. Roer de sojasaus met de suiker erdoor en voeg naar smaak cayennepeper toe. Roer de komkommer erdoor en roerbak het geheel nog zo'n 5 minuten tot de kip gaar is. Eet smakelijk!

Per persoon 235 kilocalorieën.

### *Yoghurtshake met aardbeien (voor 4 shakes)*

**Ingrediënten:**
- 250 gram aardbeien
- 1 dl sinaasappelsap
- 0,5 liter magere yoghurt
- 4 rietjes

**Werkwijze:**
Was de aardbeien. Leg 4 mooie aardbeien apart. Verwijder de kroontjes van de overige aardbeien. Doe de aardbeien met het sinaasappelsap in een keukenmachine of blender. Pureer de aardbeien. Schenk de yoghurt erbij en laat de machine even draaien. Schenk de shake in 4 glazen. Steek een rietje in elk glas en leg een aardbei boven op de shake. Je kunt in plaats van aardbeien ook perzik nemen.

Per portie 60 kilocalorieën.

### *Gevulde paprika's/tomaten (voor 2 personen)*

**Ingrediënten:**
- 200 gram mager rundergehakt
- 2 kleine paprika's
- 2 grote vleestomaten
- 200 gram champignons
- 1 kleine ui
- 2 theelepels goulashkruiden
- 1 teentje knoflook
- zout en peper naar smaak

**Werkwijze:**
Het kapje van de paprika's en vleestomaten afsnijden en deze leegmaken. Champignons zeer fijn hakken, knoflook uitpersen of fijn snijden, ui snipperen. In een schaal de rundergehakt mengen met de fijngesneden champignons, knoflook en ui. Kruiden toevoegen, goed doorkneden tot een massa. De paprika's en vleestomaten vullen met het gehaktmengsel en in een ovenvaste schaal zetten.
Attentie: de paprika's en tomaten mogen niet de zijkant van de schaal raken in verband met het verbranden. Serveer bij dit gerecht een lekkere frisse salade en rijst of aardappelpuree. Ovenwarmte circa 190 graden. Oventijd 20 à 30 minuten.

Per portie 310 kilocalorieën.

### *Kipsalade (voor 2 personen)*

**Ingrediënten:**

- 150 gram dunne plakjes gerookte kipfilet (brood beleg)
- 150 gram witlof
- 1 dunne stengel bleekselderij
- Maggi
- 1 blikje mandarijntjes (175 gram)
- 75 gram witte druiven
- 4 eetlepels Yofresh
- 1 eetlepel citroensap
- 1 ui
- peper

**Werkwijze:**
Snijd de groente en druiven in dunne plakjes, laat de mandarijntjes in de zeef uitlekken. Doe vervolgens alles in een schaal. Roer de Yofresh, het citroensap en de ui door elkaar. De dressing door de salade mixen.

Bevat per portie 165 kilocalorieën, exclusief gekookte aardappelen of rijst.

### *Witlofsalade (voor 1 persoon)*

**Ingrediënten:**

- 2 stronken witlof
- 1 blikje ananas op eigen sap
- 75 gram gerookte kip
- 1 sjalotje
- Yofresh
- paprika- en kerriepoeder

**Werkwijze:**
Snijd de witlof erg fijn en voeg de ananas en de gerookte kip (fijngesneden) toe. Voeg het gesnipperde sjalotje toe. Maak dit aan met een beetje Yofresh en wat kerrie- en paprikapoeder.

Per portie 140 kilocalorieën.

### *Rodekoolsalade (voor 2 personen)*

**Ingrediënten:**

- 150 gram rode kool
- 1/2 sinaasappel
- 1 eetlepel rozijnen
- 2 eetlepels rode port of rode wijn
- 1/2 eetlepel olie
- 1 theelepel kaneel
- 1 mespunt kruidnagelpoeder

**Werkwijze:**
Week de rozijnen in water. Rasp de kool op een grove rasp. Schil en ontpit de sinaasappel, snijd het vlees in partjes. Klop de olie, de port, een mespunt kruidnagelpoeder en de kaneel door elkaar. Giet de dressing over de rode kool en schep alles goed door elkaar. Garneer de salade met de partjes sinaasappel en de rozijnen.

Per portie 140 kilocalorieën.

***Tunesische gehaktschotel (voor 4 personen)***

**Ingrediënten:**
- 1 knolselderij (400 gram)
- 2 eetlepels citroensap
- 1 ui
- 1 bosje peterselie
- 500 gram rundergehakt
- 4 eetlepels zonnebloemolie
- zout
- 1 eetlepel honing
- mespuntje gemalen nootmuskaat
- 1/2 theelepel kaneelpoeder
- 1 kilo geschilde aardappelen
- 3 eetlepels geschaafde amandelen

**Werkwijze:**
Verwijder de wortels van de knolselderij, schil de selderij en snijd deze in smalle reepjes. Besprenkel ze met citroensap. Pel de ui en snipper deze. Hak de peterselie fijn. Verwarm de oven voor op 200 graden. Rul het gehakt, voeg zout, selderijreepjes, ui, de helft van de peterselie, honing, nootmuskaat, saffraanpoeder en de helft van het kaneelpoeder toe. Roerbak dit nog 3 minuten en doe daarna nog 5 minuten de deksel op de pan om het gerecht goed door te warmen. Snijd de aardappelen in stukken en kook ze in 15 minuten gaar. Giet ze af en pureer ze met 2 eetlepels olie, de rest van de peterselie en kaneelpoeder. Schep het gehaktmengsel in een ovenschaal, verdeel de puree erover en strooi de geschaafde amandelen erover. Zet het gerecht in het midden van de oven totdat de bovenkant goudbruin is. Lekker met een tomatensalade. Bereidingstijd: ongeveer 45 minuten.

Bevat per portie 280 kilocalorieën.

***Boemboe Bali (mild Indonesisch gerecht) (voor 4 personen)***

**Ingrediënten:**
- 1 braadkip of 8 drumsticks
- 2 uien
- 4 teentjes knoflook
- 1 Spaanse peper of 2 à 3 theelepels sambal oelek
- 2 theelepels laos
- 1 theelepel tamarine
- 1 theelepel trassi
- 1 eetlepel suiker
- ketjap manis
- olie om te bakken

**Werkwijze:**
Snijd de braadkip in kleine stukken. Snipper de ui en de knoflook, snijd de peper open, verwijder de zaadlijsten en snijd deze in kleine stukjes. Verhit de olie in een braadpan en fruit hierin de uien, knoflook en de peper. Voeg de kruiden toe, laat even meebraden en doe er de stukken kip bij. Voeg - zodra de kipdelen een kleurtje hebben - zout, ketjap, suiker en een beetje water toe en laat in circa 1 uur gaar smoren.

Per portie 305 kilocalorieën.

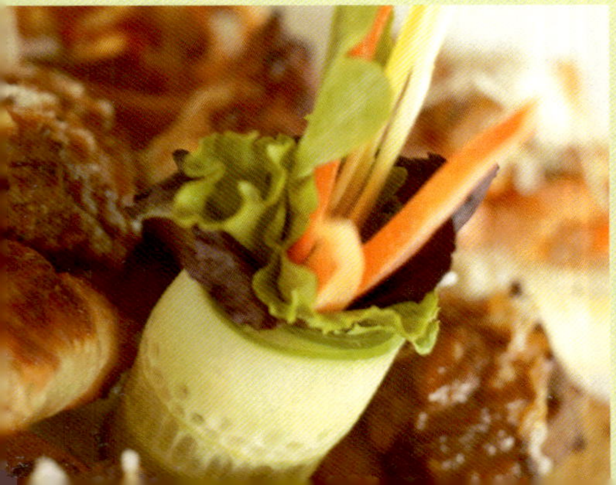
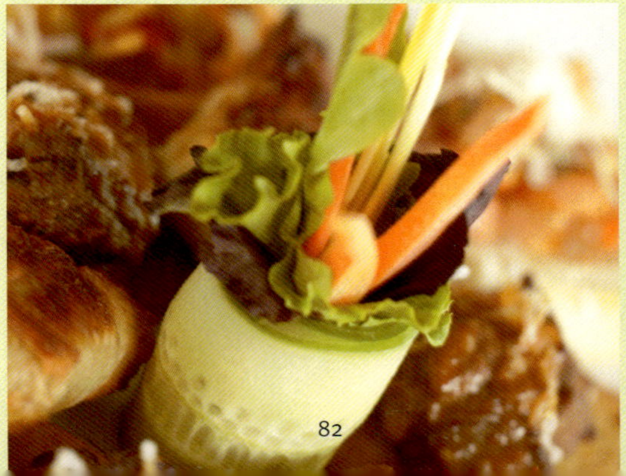
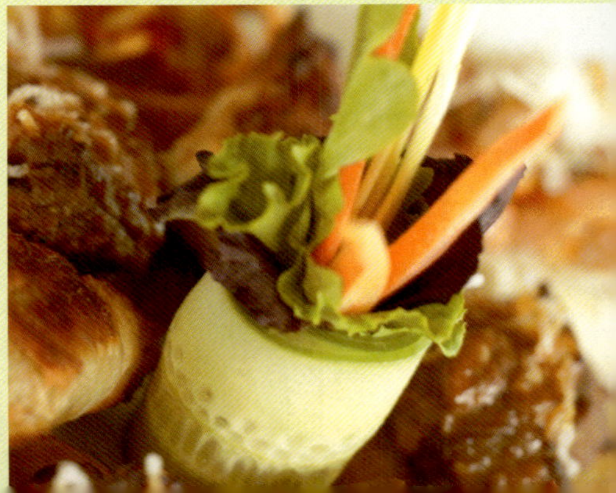

### *Biefstuk met gebakken tomaat (voor 2 personen)*

**Ingrediënten:**
- 150 gram biefstuk
- 4 grote tomaten
- peper en zout
- oregano
- knoflookpoeder

**Werkwijze:**
Bak de biefstuk met een scheutje olie (in de koekenpan) met wat peper en zout. Biefstuk op een bord leggen. Zonder de pan schoon te maken de plakken tomaat snel om en om bakken met wat peper, zout en kruiden. Serveer de gebakken tomaten bij de biefstuk.

Per portie 190 kilocalorieën.

### *Fruitwraps (8 stuks)*

**Ingrediënten:**
- 8 pannenkoekjes (kant-en-klaar van de supermarkt in verband met vetten!)
- 750 gram vers fruit (bijvoorbeeld appel, aardbei, kiwi, mandarijn, ananas, banaan, druiven, meloen)
- citroensap
- poedersuiker
- 8 stukken vetvrij papier
- 8 hoge limonadeglazen

**Werkwijze:**
Verwarm de pannenkoekjes in de oven of magnetron. Was en schil het fruit. Snijd het fruit in stukjes. Besprenkel de stukjes appel en banaan met citroensap. Meng het fruit in een kom. Maak de wraps: vouw een pannenkoekje dubbel, rol deze tot een hoorntje, houd hem in je hand en schep het fruit erin. Vouw een stuk papier voorzichtig om het pannenkoekje heen. Laat de wrap voor de helft in een limonadeglas glijden. Bestrooi de wrap met een beetje poedersuiker.

Per persoon 245 kilocalorieën (4 pannenkoekjes).

### *Pandanrijst met viscurry (voor 4 personen)*

**Ingrediënten:**
- 350 gram pandanrijst
- 200 gram kabeljauw in stukjes
- 1 pakje Honing currysaus
- 2 dl water
- 1 lepel olie
- 1 kleine ui, gesnipperd
- 1 teentje knoflook, gesnipperd
- 1 rode paprika, in blokjes
- 200 gram peultjes
- eventueel wat fijngehakte koriander

**Werkwijze:**
Kook de rijst volgens de aanwijzing op de verpakking. Verhit de olie in een wok en roerbak de ui, knoflook, paprika en peultjes zo'n 5 minuten op matig hoog vuur. Voeg het zakje currysaus en het water toe. Voeg de vis toe en laat deze goed warm worden. Serveer de rijst met de vis in curry.

Per persoon 210 kilocalorieën.

### *Foo yong hai met ham (voor 4 personen)*

**Ingrediënten:**

- 250 gram zilvervliesrijst
- 1 bamipakket (250 gram)
- 1 eetlepel olijfolie
- 4 scharreleieren
- 1 pak mix voor foo yong hai van Conimex (er zitten 2 pakjes in)
- 250 gram hamreepjes

**Werkwijze:**
Rijst koken volgens de gebruiksaanwijzing. In de koekenpan 1 eetlepel olie verhitten. Bamigroente ± 5 minuten bakken. Intussen eieren loskloppen met mix (Conimex). Van eimengsel 4 omeletten bakken. Hamreepjes toevoegen aan bamigroente en door en door verwarmen. Saus voor Foo yong hai bereiden van sausmix (uit pakje). Groentemengsel op omeletten scheppen en dubbelvouwen. Omeletten serveren met saus en rijst.

Bevat per portie 340 kilocalorieën.

### *Tonijn-macaronischotel (voor 4 personen)*

**Ingrediënten:**

- 250 gram macaroni (ongekookt)
- 1 blikje tonijn van ca. 200 gram of 200 gram gerookte kipfilet
- 30 gram halvarine
- 3 dl melk
- 25 gram bloem
- 150 gram geraspte kaas 30+
- 1 eetlepel paneermeel
- peper en zout

**Werkwijze:**
Kook de macaroni beetgaar. Verdeel de tonijn of gerookte kip in kleine stukjes. Smelt de halvarine, roer de bloem erdoor, voeg steeds wat vocht toe, laat de saus telkens doorkoken en roer ze geheel glad. Voeg de helft van de kaas toe, maak de saus op smaak en laat ze nog 2 à 3 minuten zachtjes koken. Leg de macaroni laag om laag met de tonijn of de kip en de saus; eindig met de saus. Strooi er de geraspte kaas en het paneermeel over. Laat de schotel in de hete oven een bruin korstje krijgen en dien het gerecht heet op. Eet smakelijk!

Per portie à 250 gram 290 kilocalorieën.

### *Macaroni met kalkoen en kaas (voor 4 personen)*

**Ingrediënten:**

- 1 middelgrote ui, gesnipperd
- 1,5 dl groente- of kippenbouillon
- 2 eetlepels dieetmargarine
- 3 eetlepels bloem
- 3 dl halfvolle melk
- 50 gram magere cheddar, geraspt
- 1 theelepel mosterdpoeder
- 225 gram macaroni
- 4 plakjes gerookte kalkoen
- 2-3 stevige tomaten in plakjes
- verse blaadjes basilicum
- 1 eetlepel geraspte parmezaanse kaas
- zout en peper

**Werkwijze:**
Breng de gesnipperde ui en bouillon aan de kook in een koekenpan en laat het geheel onder af en toe roeren 5 à 6 minuten koken tot de bouillon is ingedikt en de ui glazig is. Verwarm de margarine, bloem, melk en kruiden in een steelpan. Klop stevig tot er een dikke saus ontstaat. Neem de pan van het vuur en voeg de cheddar, mosterd en ui toe. Kook de macaroni in water volgens de beschrijving op het pak. Goed afgieten en door de saus scheppen. Schep het geheel in een ondiepe ovenschaal. Leg de plakjes kalkoen en tomaat dakpansgewijs op het macaronimengsel. Steek de basilicumblaadjes ertussen, bestrooi het geheel met parmezaanse kaas en grill het tot de bovenkant lichtbruin is. Serveer er warme ciabatta en een gemengde salade bij.

Per persoon 310 kilocalorieën.

### *Kip-aardappelschotel (voor 4 personen)*

**Ingrediënten:**

- 450 gram kipfilet
- 50 gram boter
- 1/2 groot blik groentesoep
- 1 pak aardappelpuree
- 100 gram geraspte 30+ kaas

**Werkwijze:**
Laat de boter in een ruime vuurvaste schotel heet worden en bak hierin de kipfilet goudbruin. Voeg het blik soep toe. Roer het mengsel goed door elkaar en laat de kip in de gesloten schotel in het midden van de warme oven gaar worden in circa 30 minuten. Maak de aardappelpuree volgens de gebruiksaanwijzing klaar. Doe de puree in een spuitzak en spuit de aardappelpuree op het kipmengsel. Strooi er de 30+ kaas op. Laat de schotel onder de grill of in een zeer hete oven een goudbruin korstje krijgen.

Per portie à 250 gram 325 kilocalorieën.

### *Bloemkoolschotel (voor 4 personen)*

**Ingrediënten:**

- 1 kilo aardappelen
- zout, peper en kerriepoeder
- scheutje halfvolle melk
- olijfolie
- 2 uien
- 1 middelgrote bloemkool
- 350 gram rundergehakt
- 100 gram geraspte 30+ kaas

**Werkwijze:**
Kook de aardappelen gaar. Maak er met wat zout en peper aardappelpuree van. Bak het gehakt goudbruin in een beetje olijfolie. Fruit in een andere pan de ringen gesneden uien met kerrie naar smaak (1 eetlepel is wel genoeg). Twee minuten de kook over de bloemkool laten gaan. Leg onderin de ovenschaal een laag aardappelpuree van 1 cm, daarop de gefruite uien met kerrie, daarop het gehakt, de bloemkoolroosjes, strooi hier overheen de geraspte kaas en dek het geheel toe met een laag puree. Laat het geheel in de oven een bruin laagje krijgen.

Per portie 275 kilocalorieën.

### *Koolsalade (voor 2 personen)*

**Ingrediënten:**

- 1/2 witte kool
- 1 ui
- 100 gram bleekselderij
- 1/2 groene paprika
- 1/2 geraspte wortel
- 8 augurken
- 1 gekookt ei
- 5 eetlepels bleekselderijsalade (uit een bakje)
- 3 perziken uit blik
- 150 gram kipfilet

**Werkwijze:**
Snijd alles in kleine stukjes. Vermeng de geraspte kool met de ui, bleekselderij, wortel, paprika, perziken, kipfilet en augurken. Vermeng de bleekselderijsalade met de koolmix en meng de stukjes ei vlak voor het serveren door de heerlijke koolsalade. Lekker met rijst, aardappels of warme pitabroodjes.

Per portie à 300 gram: 210 kilocalorieën, exclusief aardappelen, rijst of broodjes.

### *Bleekselderijsalade met feta en pijnboompitten (voor 2 personen)*

**Ingrediënten:**

- 0,5 eetlepel basilicum, vers (fijngehakt)
- 1 eetlepel verse bieslook
- 5 stengels bleekselderij
- 1 citroen
- 100 gram feta
- 2 eetlepels olijfolie
- peper
- 25 gram pijnboompitjes
- zout
- water

**Werkwijze:**
Kook wat water. Schil de stengels bleekselderij met een dunschiller en snijd ze in dunne reepjes. Doe de bleekselderij in een zeef en schenk er kokend water over. Laat de bleekselderij goed uitlekken. Was de citroen goed en rasp de helft van de schil er dun af. Pers de citroen uit en klop de olie door het sap. Roer de geraspte citroenschil en de kruiden door het sausje en breng het op smaak met zout en peper. Snijd de feta in blokjes. Schep de bleekselderij en de feta door het sausje en laat de salade minstens een uur intrekken. Rooster de pijnboompitten goudbruin en schep ze door de salade.

Per portie 140 kilocalorieën.

### *Sorbet van grapefruit en mango-ijs (voor 4 personen)*

**Ingrediënten:**

- 3 rijpe mango's
- 3 dl Lessini siroop mango-rode grapefruit
- 3 eetlepels fijngesneden munt
- 1 rode grapefruit
- ijskoude zoete bruiswijn

**Werkwijze:**
Schil 2 mango's, snijd het vruchtvlees van de pit en pureer het met de staafmixer of keukenmachine. Meng de mangopuree met 2 eetlepels munt en de siroop. Draai er in de ijsmachine ijs van of schep het mengsel in een plat metalen bakje, vries het 4 uur in en klop het elk half uur (met de mixer wordt het goed luchtig) los. Schil de derde mango en snijd het vruchtvlees in blokjes. Schil de grapefruit dik en snijd de partjes uit de vliesjes. Vul sorbetglazen in laagjes met fruit, de rest van de munt en het sorbetijs. Schenk de glazen vol met de bruiswijn en serveer ze met een rietje en een lange lepel.

Per portie 110 kilocalorieën.

### *Vis met appeltjes uit de oven (voor 4 personen)*

**Ingrediënten:**

- 400 gram kabeljauw
- 2 stevige appels (bijv. goudreinetten)
- paneermeel
- 3 eetlepels Twenty Four halvarine of Becel Light
- peper en zout
- verse of gedroogde peterselie

**Werkwijze:**
Verwarm de oven voor op 180 graden. Vet een ovenschaal in met een eetlepel Becel olijfolie. Leg de vis in de ovenschaal en bestrooi deze naar smaak met zout en peper. Was de appels, haal het klokhuis eruit en snijd ze in dunne partjes. Verdeel de appelpartjes over de vis. Strooi de paneermeel over de vis en appel en verdeel er 2 eetlepels margarine over. Bestrooi het geheel met peterselie. Als de appels en de vis niet voldoende vocht loslaten, voeg dan eventueel een scheutje water toe. Laat de schotel in 20 minuten (verse vis) of 30 minuten (bevroren vis) gaar worden en een bruin korstje krijgen in de oven.

Per portie 230 kilocalorieën.

***Bietensalade (voor 2 personen)***

**Ingrediënten:**
- 500 gram bietjes (ongekookt)
- 1 citroen
- 1 eetlepel olijfolie
- 1/2 bosje peterselie
- 1 teentje knoflook
- 200 gram magere yoghurt
- 1/2 theelepel nigellazaadjes (in toko of Turkse supermarkt)
- zout en peper

**Werkwijze:**
Was de bietjes zorgvuldig en kook ze gaar (± 1 uur) in gezouten water. Pel de bietjes onder de koude kraan en snijd ze in dobbelsteentjes. Maak een dressing van de yoghurt, een uitgeknepen teentje knoflook, fijngesneden peterselie, een kneep citroensap, olijfolie en zout en peper naar smaak. Meng de dressing door de bietjes en strooi de nigellazaadjes er overheen.

Tip:
Nigellazaad lijkt wat op sesamzaad en heeft een notig, peperig smaakje. Je komt het wel eens tegen op Turks brood. Je kunt de bietjes ook aanmaken met een zoete dressing van bijvoorbeeld oranjebloesemwater, citroensap, komijn, koriander, wat suiker en zout.

Per portie 165 kilocalorieën.

***Rundvleesreepjes met courgette en paprika (voor 2 personen)***

**Ingrediënten:**
- 1 zak Iglo kookstart met rundvleesreepjes, courgette, paprika, basilicum, tijm
- 100 gram krielaardappeltjes
- 1 teentje knoflook
- 2 gesneden bosuitjes
- parmezaanse kaas

**Werkwijze:**
Laat de wok, hapjespan of koekenpan heet worden. Voeg 1 à 2 eetlepels olijfolie toe. Doe de nog bevroren kookstart erin. Voeg halverwege 1 à 2 eetlepels water toe. Serveer met pasta, rijst of aardappelen. Om dit gerecht compleet te maken zou je krielaardappeltjes kunnen bakken, eventueel in een teentje knoflook met 2 gesneden bosuitjes en wat verse bieslook. Vlak voor het serveren kun je vervolgens een stukje parmezaanse kaas over het gerecht schaven.

Per portie 325 kilocalorieën.

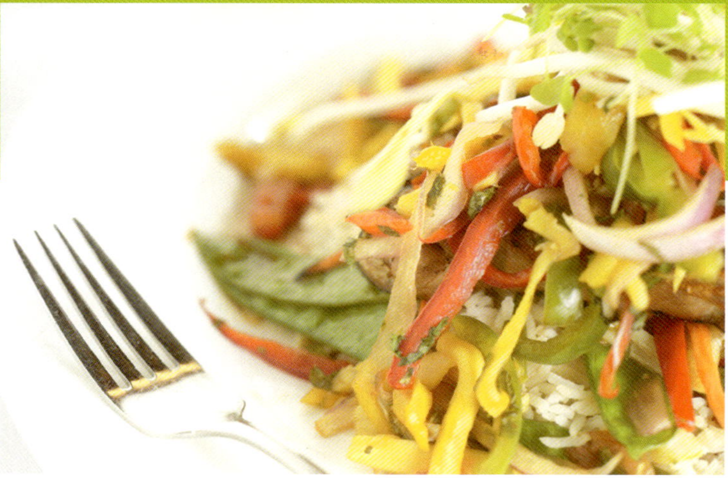

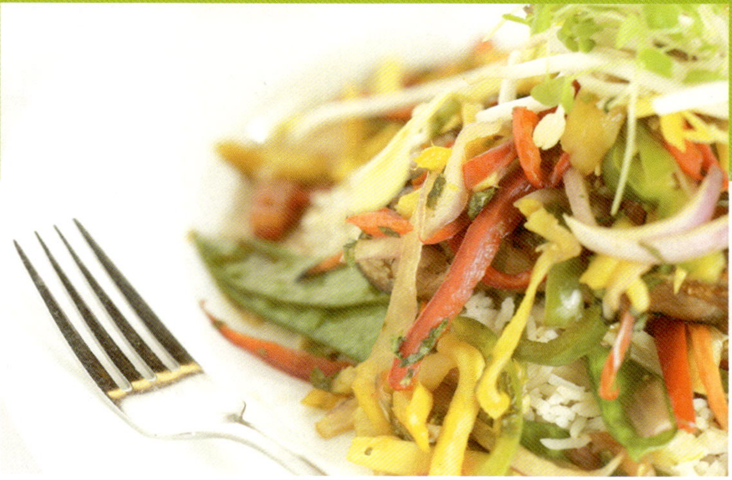

# SAUZEN

**Kruidenboter:**
100 gram Twenty Four halvarine of Becel Light, peterselie, sjalotje, sap van 1/4 citroen, zout, peper, nootmuskaat

Maak de Twenty Four of Becel Light zeer zacht. Kluts de kruiden en het sap er doorheen. Maak de kruidenboter op smaak met zout, peper en nootmuskaat.

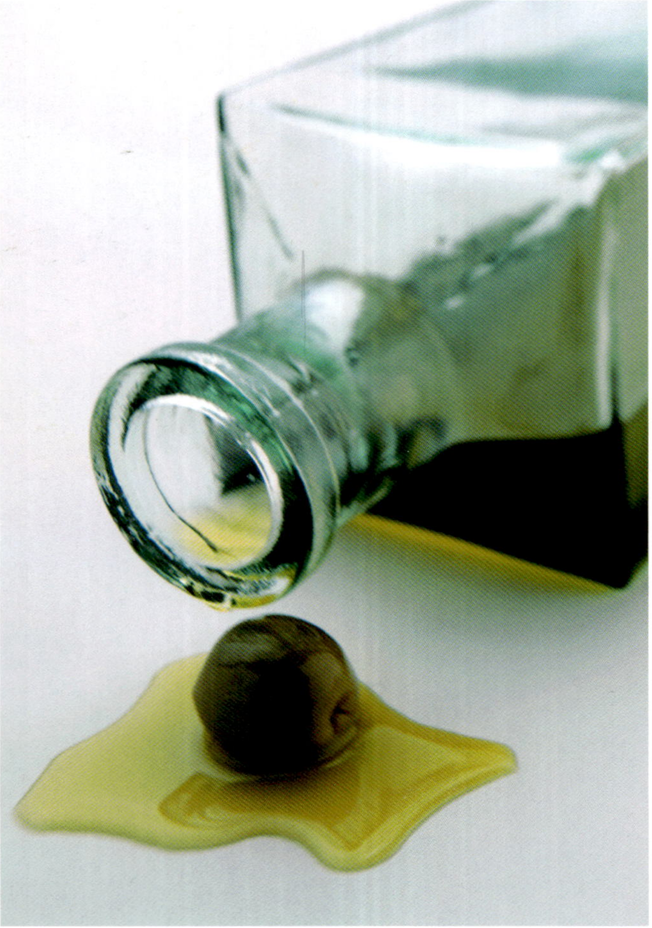

**Mayonaise:**
3 hardgekookte eierdooiers, 1 rauwe eierdooier, 1 eetlepel mosterd, 1 theelepel zoetstof, zout, peper, 1/2 dl olijfolie

Meng alle eidooiers, de mosterd, de zoetstof, zout en peper zolang fijn tot het er als boter uit ziet. Giet dan druppelsgewijs en al roerend de olie erbij.

**Saladesaus:**
2 hardgekookte eieren, 1 rauwe eierdooier, 1 eetlepel azijn, 1 theelepel mosterd, 3 eetlepels olie, 1 eetlepel rode wijn, 2 sjalotjes, dragon, zout en peper

Prak de hardgekookte eieren zeer fijn en meng deze intensief met de rauwe dooier, de azijn en de mosterd. Druppel er al roerende de olie door. Voeg de rode wijn toe en de fijngehakte sjalotjes. Maak de saus op smaak met zout, peper en dragon.

**Kerriesaus:**
125 gram magere kwark, 1 eetlepel Yofresh, 1 ei, 1/2 ui, 1/2 eetlepel kerrie, peper en zout

Doe de kwark samen met de Yofresh in een kommetje. Roer de kerrie en wat peper en zout samen met de uienstukjes en het hardgekookt ei door de saus.

**Paprikasaus:**
1/2 rode paprika, 125 gram magere kwark, 1 eetlepel Yofresh, 1/2 uitje, peper en zout, 1 theelepel paprikapoeder, 1 theelepel ketchup, 1 theelepel zoetstof

Hak de paprika in kleine stukjes. Klop een luchtig sausje van de kwark en de Yofresh. Maak die op smaak met het uitje dat u heeft fijngehakt, een beetje peper en zout, paprikapoeder, zoetstof en de paprikastukjes.

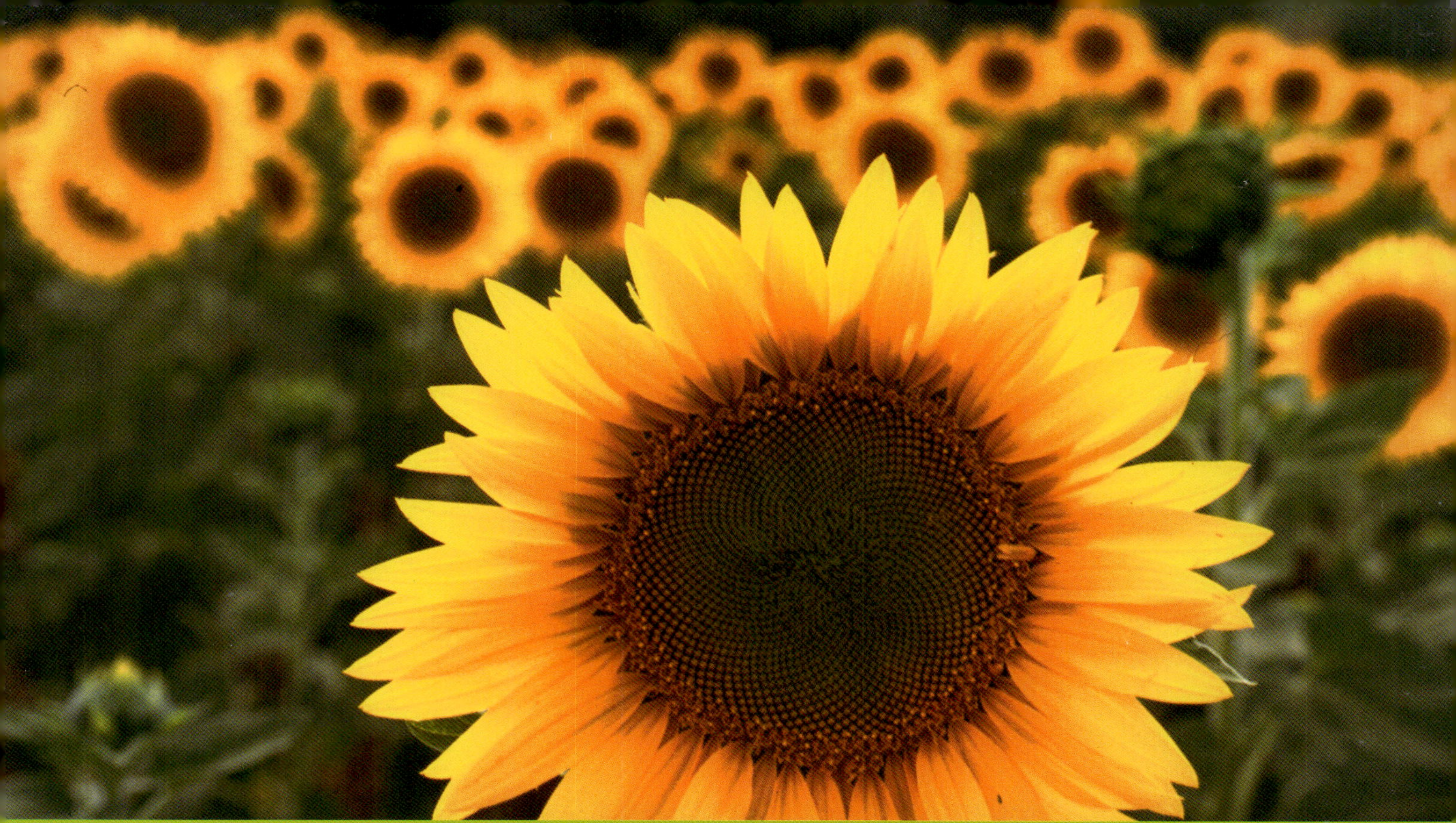

# Tot slot

*Ik blijf werken aan mijn doelen: evenwicht in het leven, tijd hebben voor mijn gezin en werken aan mijn lichaam en geest. Wij zijn hier op aarde om onszelf onder alle omstandigheden te leren kennen en om te groeien. Overgewicht is een ultieme uitdaging. Ik heb er jaren tegen geknokt; je kunt die strijd winnen. Je moet wel actie ondernemen, doelen zonder actie zijn dromen. Dromen zijn prettig, maar kunnen een vlucht zijn om geen actie te ondernemen. Stop met dromen, nu, en ga achter je doelen aan met gedrevenheid en enthousiasme. Kies voor jezelf.*

***Gewichtsconsulente Sonja Bakker***

# COLOFON

Gewichtsconsulente Sonja Bakker
www.sonjabakker.nl

Tekst: Sonja Bakker
Redactie: Sonja Bakker, Monique Ooms, Ingrid Warners
Vormgeving: Studio Brouwer, Hoorn
Fotografie (cover, pag. 21, 27, 33, 39, 45, 51, 57, 63, 69, 70): Studio Brouwer, Hoorn
Uitgeverij: De Zonnestraal
Drukwerk: Roto Smeets GrafiServices Utrecht

Met dank aan:
La Première, Anna Paulowna
Tuin van Middenmeer, Middenmeer

ISBN: 978-90-9019-224-6
Tweeëntwintigste druk - 2007